MANUEL

DE

PERCUSSION

ET D'AUSCULTATION

MANUEL

DE

PERCUSSION
ET D'AUSCULTATION

PAR

LE Dr PAUL SIMON

Professeur à la Faculté de médecine de Nancy

PARIS

ANCIENNE LIBRAIRIE GERMER BAILLIÈRE ET Cie

FÉLIX ALCAN, ÉDITEUR

108, BOULEVARD SAINT-GERMAIN, 108

—

1895

Tous droits réservés.

AVANT-PROPOS

Chargé pendant plusieurs années des conférences de diagnostic médical à la Faculté de médecine de Nancy, j'ai résumé, dans ce manuel, les notions élémentaires de percussion et d'auscultation nécessaires à l'étudiant qui veut aborder avec fruit les études cliniques. Il y trouvera une classification rationnelle des phénomènes physiques qui se rapportent à chacune de ces deux méthodes d'exploration, en même temps qu'un essai d'interprétation de certains faits encore mal connus, basé sur les lois de l'acoustique, sur l'anatomie pathologique et sur l'expérimentation.

Nancy, 1er décembre 1894.

P. SIMON

MANUEL
DE PERCUSSION
ET D'AUSCULTATION

CONSIDÉRATIONS GÉNÉRALES

SUR

LA PERCUSSION ET L'AUSCULTATION

Définition et objet.

La percussion a pour objet de déterminer l'étendue et l'état physique des organes à l'aide des sons obtenus en les frappant d'une façon particulière avec les doigts ou avec certains instruments.

L'auscultation complète et précise les notions acquises par la percussion, en utilisant les sensations auditives résultant des phénomènes sonores qui se produisent dans les organes : de même que la percussion, les signes qu'elle fournit sont exclusivement relatifs aux propriétés physiques de ceux-ci.

Ainsi, contrairement à l'opinion formulée par Laënnec, les signes d'auscultation et de percussion ne sont nullement caractéristiques de telle ou telle lésion déterminée; tout au plus pourrait-on admettre, dans une certaine mesure, cette corrélation pour quelques souffles cardiaques ; encore ceux-ci, suffisants parfois pour faire reconnaître une lésion valvulaire, sont-ils impuissants à établir le degré, la marche et la nature de l'affection. Mais dans la grande majorité des cas, le rôle de ces deux méthodes d'exploration est plus restreint : l'existence d'une matité, de souffles et de râles au sommet d'un poumon, n'est pas plus en faveur d'une tuberculisation pulmonaire que d'un foyer pneumonique : ces symptômes signifient seulement que le poumon est condensé, plus ou moins vide d'air à ce niveau, et que les bronches renferment du liquide, quelle que soit d'ailleurs la nature de l'altération organique.

La percussion et l'auscultation ne fournissent donc, encore une fois, au clinicien que des signes d'ordre purement physique, et pour pouvoir les interpréter en vue du diagnostic, il est nécessaire de connaître tout d'abord leur mécanisme, ce qui n'est possible que par le concours de l'observation clinique, de l'anatomie pathologique et de l'expérimentation, à condition toutefois de ne pas exagérer la part de cette dernière, comme l'ont fait les Allemands.

Même dépouillées de leur prétendue valeur pathognomonique, la percussion et l'auscultation n'en restent pas moins les deux bases fondamentales de la clinique : par elles, la science du diagnostic a acquis de nos jours une précision à laquelle on n'aurait jamais osé prétendre autrefois ; elles permettent de découvrir des lésions, qu'en l'absence de signes subjectifs offerts par les malades, le médecin n'eût pas même soupçonnées ; en un mot, grâce à elles, les affections des organes sont reconnues pendant la vie avec une exactitude presque égale à celle qui résulte de l'autopsie.

Aperçu historique.

Bien que la percussion et l'auscultation paraissent avoir été quelquefois utilisées par les anciens, la notion de leur valeur clinique et leur application méthodique à l'exploration des organes sont de découverte moderne.

C'est un médecin viennois, Auenbrugger « ein Mann ohne academischen Posten », comme le remarque spirituellement Niemeyer, qui sut le premier délimiter par la percussion les organes

thoraciques et qui montra le parti qu'on pouvait
tirer de ce procédé pour le diagnostic précis de
certaines maladies; après sept années de travail,
il publia, en 1761, son *Inventum novum ex per-
cussione thoracis humani*, etc., où il examine
d'abord le son normal fourni par la percussion
immédiate du thorax, décrit la technique de la
méthode, interprète les bruits anormaux et enfin
énumère les diverses maladies où la percussion
peut être employée.

Cet ouvrage souleva en Allemagne des critiques
très vives : tandis que Unzer d'Altona, Ludwig
de Leipsig, Isenflamm d'Erlangen l'accueillaient
avec faveur, les médecins de Gœttinge et d'Iéna,
l'académicien Hildebrand, même Van Swieten et
de Haen ne surent pas en apprécier la valeur, de
telle sorte que malgré l'appui de Stoll, le mémoire
d'Auenbrugger finit par tomber dans l'oubli.

Il en fut tiré quarante ans plus tard, en 1808,
par Corvisart[1] qui en eut, dit-on, connaissance
par la lecture des aphorismes de Stoll; il recon-
nut l'exactitude des faits avancés par Auenbrugger,
publia une traduction de son livre en l'enrichis-
sant de nombreux commentaires et fit adopter la

---

(1) *Nouvelle méthode pour découvrir les maladies internes
de la poitrine par la percussion de cette çavité*, par Auenbrugger, trad. par Corvisart, 1808.

percussion comme méthode courante d'investigation clinique.

Certains auteurs considèrent Corvisart comme
le précurseur de Laënnec, parce qu'il déclare
avoir entendu les battements du cœur en appro-
chant l'oreille de la poitrine, mais comme le font
remarquer Barth et Roger, cette auscultation *à
distance* ne pouvait avoir rien de commun avec
l'auscultation véritable, dont la découverte a
immortalisé le nom de Laënnec (1819) [1].

Peu après (1828), Piorry [2] inventait la *percussion médiate*, qu'il étendait au diagnostic des
affections abdominales et insistait sur les sensations tactiles qui accompagnent le choc plessimétrique. Déjà, en 1818, Mayor avait annoncé qu'on
pouvait percevoir à travers la paroi abdominale
les battements du cœur du fœtus [3]; Kergaradec
(1822), fit connaître l'auscultation obstétricale [4].

A l'étranger, Forbes [5] traduisait l'ouvrage de
Laënnec, Williams insistait sur la signification
physique des symptômes acoustiques, W. Walshe

(1) *De l'auscultation médiate*, Paris, 1819.

(2) *De la percussion médiate*, etc., 1828, Paris.

(3) *Biblioth. univ. de Genève*, t. IX, nov. 1818, p. 248, en
note.

(4) *Mémoire sur l'auscultation appliquée au diagnostic de
la grossesse*, Paris, 1822.

(5) V. Paul Niemeyer. *Handbuch der theoritischen und
clinischen Percussion und auscultation*, etc. Erlangen, 1870.

écrivait un traité estimé des maladies de la poitrine ; enfin Skoda[1] et l'école allemande essayaient d'appliquer les lois de la physique aux bruits de percussion et d'auscultation. Le temps a fait justice des exagérations de Skoda, mais cet auteur n'en garde pas moins le mérite d'un essai d'interprétation rationnelle des phénomènes observés. Par contre, c'est à tort qu'on lui a attribué la découverte du tympanisme sous-claviculaire (son skodique) ; c'est en réalité Auenbrugger qui l'a signalé le premier : « *Verum si media pars, aqua repleta fuerit, evocabitur resonnantia major in illa parte quam aquosus humor non occupaverit* ».

Je n'ai cité dans ce court exposé, que les auteurs principaux dont le nom marque pour ainsi dire une étape dans l'histoire de la percussion et de l'auscultation ; les autres trouveront naturellement leur place dans la suite de cet ouvrage, à propos des faits ou des théories qui leur appartiennent, ce qui me paraît préférable à une fastidieuse énumération.

Technique de la percussion et de l'auscultation.

La percussion et l'auscultation peuvent se pratiquer, dans la plupart des cas, sans le secours

[1] *Abhandlung uber perkussion und auskultation*, 1839.

d'aucun instrument; néanmoins, comme les cliniciens sont très partagés à cet égard, il convient de décrire brièvement à côté des méthodes ordinaires, le matériel clinique le plus habituellement usité.

Auenbrugger percutait simplement, en frappant le thorax avec les extrémités réunies des doigts de la main droite. Corvisart conseillait en outre la percussion avec le plat de la main. Ces procédés, connus sous le nom de *percussion immédiate*, ne permettaient de découvrir que des différences de son très accusées; ils étaient en outre parfois douloureux pour le patient, aussi sont-ils complètement abandonnés aujourd'hui au profit de la *percussion médiate* qui est seule usitée.

Celle-ci se pratique ordinairement de la façon suivante : on applique à plat la main gauche sur la région à explorer, en moulant en quelque sorte sur elle l'indicateur ou le médius, qui sont frappés perpendiculairement à leur surface par les extrémités réunies de l'index et du médius (auxquels on peut joindre l'annulaire de la main droite) recourbés à la façon d'un marteau. L'axe du mouvement de ce marteau doit correspondre à l'articulation du poignet et non à celle du coude, de façon à donner au choc plessimétrique une grande légèreté et à éviter des coups brusques qui ne seraient pas toujours sans inconvénients dans certaines affections thoraciques.

Piorry n'employait pas cette *percussion digitale;* il considérait comme indispensable l'usage du plessimètre, qu'il avait inventé, et auquel, après plusieurs tâtonnements, il avait donné la forme d'un disque d'ivoire présentant aux deux extrémités d'un de ses diamètres, une saillie de quatre lignes en largeur et en hauteur, disposée perpendiculairement à sa surface et permettant de fixer l'instrument sur la région à percuter : le plessimètre étant maintenu en place par le pouce et l'index de la main gauche, les extrémités d'un ou de deux doigts de la main droite faisaient l'office de marteau.

Les modèles de plessimètres ont été depuis multipliés et modifiés de diverses manières, sans utilité véritable : le plus usité se rapproche beaucoup du plessimètre de Piorry. On doit à Peter le *plessigraphe,* qui consiste en un cylindre d'un centimètre de diamètre sur 10 centimètres de hauteur, élargi supérieurement en un petit plateau circulaire sur lequel on percute et qui s'applique, par son autre extrémité, sur la région à explorer : un bouton latéral fait saillir un crayon à l'aide duquel on peut tracer les limites des modifications de la sonorité. Cet instrument ne m'a jamais paru présenter sur les autres une supériorité quelconque.

Ce n'est pas tout; comme le choc des ongles sur la surface du plessimètre engendre un bruit capable de masquer plus ou moins la résonance des organes, on a imaginé de remplacer par un marteau les doigts qui percutent. Ce marteau, attribué par les Allemands à Wintrich (1841), serait dû, au dire de Woillez[1], à Barry (1828).

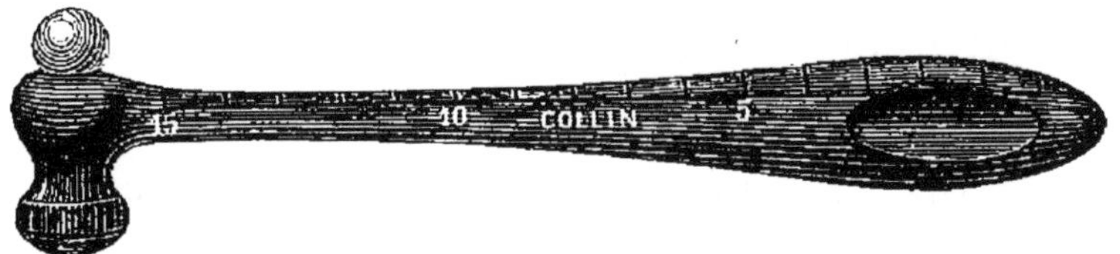

Fig. 1. — Marteau de Legroux.

Les marteaux les plus usités sont formés d'un manche en bois dur, à tête de métal terminée par une petite sphère de caoutchouc; dans un modèle plus récent, dû à Legroux, la tête et le manche du marteau sont d'une seule pièce, et l'instrument présente à la fois une grande solidité et une excessive légèreté.

Le plessimètre et le marteau ont l'avantage d'éviter au médecin une fatigue des doigts qui peut devenir douloureuse par un exercice pro-

(1) *Traité théorique et clinique de percussion et d'ausculta-lation*, Paris, 1879.

1.

longé; de plus, comme ils donnent un son plus
clair et plus retentissant que la percussion digitale, ils peuvent rendre des services dans les
démonstrations cliniques ; mais par contre, ils
ont l'inconvénient de compliquer le bagage du
praticien ; de plus, le plessimètre s'adapte souvent mal aux surfaces à percuter ; enfin et surtout, la percussion à l'aide de ces deux instruments supprime la perception des sensations
tactiles qui accompagnent les sons et qui ne le
cèdent guère en importance à ces derniers. La
supériorité de la percussion digitale n'est donc
pas douteuse « le médecin doit apprendre à percuter avec les doigts, sur ses doigts, et quand il
saura le faire d'une façon convenable, il aura
rarement besoin de plessimètre ou de marteau ».
(Grancher [1].)

L'auscultation, comme la percussion, se distingue en auscultation *immédiate* et *médiate* : la
première se pratique en appliquant directement
l'oreille sur la région à examiner, la seconde
nécessite l'intervention du stéthoscope. Laënnec
n'admettait que l'auscultation médiate, et il ne
craignait pas d'affirmer « que les médecins qui se
borneront à l'auscultation immédiate n'acquer-

---

(1) Lasègue et Grancher. *Technique de la palpation et de la
percussion.*

ront jamais une grande sûreté de diagnostic, et seront de temps en temps exposés à commettre de graves erreurs. ». Avant Laënnec, Corvisart et Bayle avaient pratiqué déjà l'auscultation immédiate, mais, dit Laënnec, « aussi incommode pour le médecin que pour le malade, le dégoût seul la rend à peu près impraticable dans les hôpitaux; elle est à peine proposable chez la plupart des femmes et chez quelques-unes même, le volume des mamelles est un obstacle physique à ce qu'on puisse l'employer. » Aussi, appelé un jour près d'une jeune malade qui offrait les signes généraux d'une affection du cœur, mais dont l'état d'embonpoint permettait difficilement de tirer de la percussion et de la palpation des résultats concluants, Laënnec eut l'idée d'enrouler sur lui-même un cahier de papier, et appliquant l'oreille à une extrémité du cylindre ainsi formé et appliqué par son extrémité opposée sur la région précordiale, il fut aussi surpris que satisfait d'entendre nettement et distinctement les bruits du cœur. A ce premier stéthoscope, succéda, après divers tâtonnements, un appareil plus commode, quoique peu portatif encore, composé essentiellement d'un cylindre de bois de 16 lignes de diamètre et long d'un pied, creusé à son centre d'un tube de 3 lignes de diamètre allant s'évaser en entonnoir à une de ses extrémités.

Depuis, la forme du stéthoscope a été variée à l'infini, mais le type le plus généralement adopté consiste en un cylindre de bois creux, terminé à une de ses extrémités par un plateau circulaire légèrement excavé, destiné à recevoir le pavillon de l'oreille, tandis que l'autre extrémité, évasée à la façon d'un entonnoir, s'applique sur la région que l'on veut ausculter.

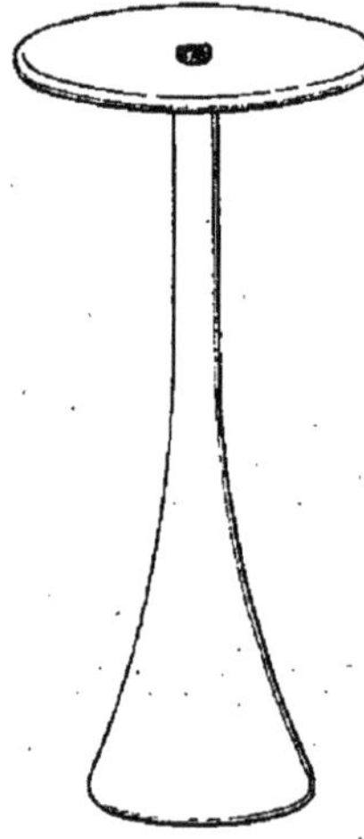

Fig. 2. — Stéthoscope ordinaire.

On utilise aussi parfois des stéthoscopes à tube flexible : celui de Kœnig est constitué par une capsule de laiton recouverte d'une mince membrane de caoutchouc et munie d'un tube de même substance dont l'extrémité est introduite dans l'oreille de l'observateur. Un des meilleurs instruments de ce genre est le stéthoscope flexible adhérent de Constantin Paul, pour l'auscultation biauriculaire. Je me suis assuré maintes fois que cet appareil renforce notablement les sons, ce qui le rend très propre à l'auscultation des bruits du cœur.

Quant au microphone, s'il a parfois rendu des services aux chirurgiens, il a été jusqu'ici peu utilisé pour l'auscultation médicale.

Auquel de ces instruments faut-il donner la préférence? On peut dire avec Woillez que le meilleur est celui dont on fait habituellement usage et dont on a l'expérience : le stéthoscope

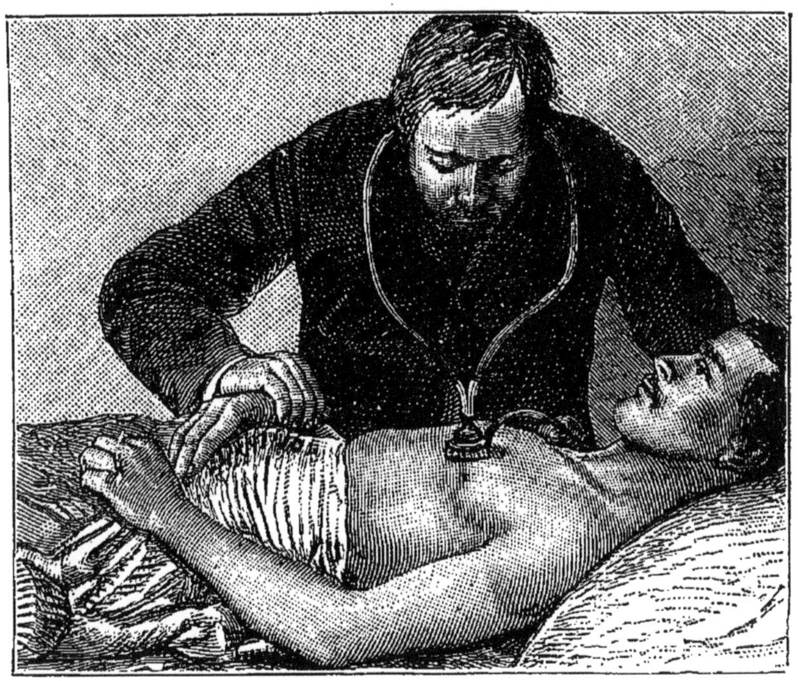

Fig. 3. — Stéthoscope biauriculaire de Constantin Paul.

ordinaire suffit, en tous cas, aux exigences de la clinique. Indispensable pour l'auscultation obstétricale, pour celle du larynx et pour celle des vaisseaux, il permet seul l'auscultation des régions sus-claviculaires et même, chez les sujets très amaigris, des fosses sus-épineuses; il est utile pour localiser exactement les bruits anormaux de la région précordiale, bien qu'on puisse

souvent s'en passer; mais en tous cas l'auscultation immédiate est infiniment préférable pour
l'exploration des poumons; d'abord parce qu'elle
ne nécessite l'emploi d'aucun instrument, ensuite
parce qu'elle fait percevoir avec plus de force,
plus de netteté et sur une plus grande étendue
les bruits de la respiration. Quoi qu'en ait dit
Laënnec, elle est moins pénible pour l'observateur que l'usage du stéthoscope, et si autrefois la
pudeur féminine a pu mettre obstacle à un pareil
mode d'exploration, peu de personnes aujourd'hui
refuseraient, je crois, de se prêter à un examen
qui est entré dans les mœurs et dont chacun sait
reconnaître l'utilité.

Règles générales de la percussion et de l'auscultation.

L'exercice de la percussion et de l'auscultation
est soumis à certaines règles déterminées, dont
la plupart leur sont communes, et qui se rapportent, tant à l'attitude réciproque de l'observateur et du patient, qu'à la mise en œuvre de
l'exploration elle-même.

Du médecin, il y a peu de chose à dire, sinon
qu'il se placera à sa guise, dans la position qui

lui sera le plus commode, de façon à laisser à ses mouvements toute l'aisance désirable.

Quant au sujet, son attitude varie nécessairement suivant la région à explorer : Pour l'examen des organes thoraciques, si le malade est alité, on pratique la percussion et l'auscultation de la région antérieure de la poitrine dans le décubitus dorsal, les bras allongés le long du corps, la tête légèrement renversée en arrière et soutenue par un coussin placé sous la partie postérieure du cou ; pour l'exploration de la partie postérieure du thorax, on fera asseoir le sujet sur son lit, la tête infléchie en avant, les épaules effacées, les bras croisés ou étendus en avant sans raideur, afin d'éviter la trop grande tension des muscles. Les régions axillaires sont percutées et auscultées soit dans le décubitus latéral soit dans la position assise, les bras relevés et les mains appuyées sur le sommet de la tête. L'examen du thorax peut également être pratiqué, le malade étant debout ou assis sur une chaise ; l'attitude qu'il doit prendre se conçoit d'elle-même sans qu'il soit besoin d'y insister.

L'exploration de la région abdominale se fait dans le décubitus dorsal ; pour les régions latérales, on fait coucher le malade sur le côté opposé, le bras libre relevé ; le malade s'étendra à plat sur le ventre pour la percussion de la région lombaire.

Enfin, le malade sera dépouillé de ses vêtements et revêtu seulement de sa chemise ou bien la peau recouverte d'un linge fin : l'exploration à travers des vêtements superposés et plus ou moins épais est évidemment insuffisante et capable d'entraîner des erreurs graves et préjudiciables au patient.

La percussion et l'auscultation se complètent réciproquement; elles doivent donc être pratiquées concurremment et cela dans un ordre méthodique, c'est-à-dire région par région. De plus, dans l'examen de la poitrine, on ne doit jamais manquer d'explorer simultanément les parties symétriques : la comparaison des régions homologues des deux poumons permet seule de distinguer des nuances peu sensibles qui échapperaient sans elle; « en nous donnant les régions saines pour type, elle met en relief les plus légères modifications présentées par les points malades ». (Barth et Roger.)

D'une façon générale, on doit percuter avec une force modérée, sauf quand le thorax est recouvert d'une couche musculaire considérable ou d'un épais panicule adipeux. Chez les enfants, la percussion réclame une grande légèreté, grâce à l'élasticité du thorax dans le jeune âge, une percussion forte ébranle à la fois une grande étendue des poumons et le son obtenu masque facilement une zone d'obscurité ou de matité limitée.

D'une façon générale, on percutera faiblement quand on voudra s'assurer de l'état physique d'une partie d'organe superficiellement placée ; la réciproque n'est pas toujours vraie et dans une percussion forte une matité profonde peut échapper, grâce à la vibration des parties sonores susjacentes.

Pour ce qui est de l'auscultation, on évitera d'exercer avec la tête et surtout avec le stéthoscope une pression exagérée et pénible pour le patient ; on lui recommandera de respirer régulièrement et sans bruit ou, suivant le cas, d'exécuter des respirations profondes et rapides ; enfin on ne se contentera pas d'ausculter la respiration, on étudiera la transmission des vibrations de la voix et de la toux, de façon à obtenir tous les renseignements capables d'éclairer le diagnostic.

PREMIÈRE PARTIE

PERCUSSION

THÉORIE DE LA PERCUSSION

La percussion fournit à la clinique deux ordres de symptômes : des sensations auditives et des impressions tactiles que nous devons étudier successivement.

I. — SONS DE PERCUSSION

Les sons de percussion offrent de nombreuses variétés suivant les organes explorés et suivant les états divers présentés par ces organes. Auenbrugger se bornait à distinguer le son clair du son obscur « vel clarior, vel obscurior », mais les perfectionnements de la méthode exigeaient l'établissement d'une classification, d'une sorte d'échelle des sons et Piorry essaya le premier de les distinguer les uns des autres en leur donnant

des noms empruntés aux organes considérés dans
leur état normal : c'est ainsi qu'il y eut un son
fémoral, jécoral, cardial, pulmonal, intestinal,
etc., résultant de la percussion de la cuisse, du
foie, du cœur, du poumon, de l'intestin. Cette
classification n'empêchait pas Piorry de recourir
fréquemment dans ses observations aux dénominations de « son clair et de matité » qui ne figu-
rent pas dans sa nomenclature : il abandonna
d'ailleurs lui-même celle-ci dans la suite, pour lui
substituer une autre division plus compliquée
encore et aujourd'hui oubliée.

Skoda divisait les sons en quatre séries :

La première, du son plein au son vide ;

La deuxième, du son clair au son sourd ;

La troisième, du son tympanique au son non
tympanique ;

La quatrième, du son aigu au son grave.

La distinction établie par l'auteur entre les sons
de la première et de la seconde série est d'une
subtilité qui nous échappe : si en effet, le son
plein et le son vide sont d'après les explications
de Skoda, synonymes des termes français de sonorité et de matité, on saisit difficilement la différence qui doit exister entre le son plein (sonorité)
et le son clair d'une part et entre le son vide
(matité) et le son sourd des auteurs allemands.

Telle qu'elle est cependant, cette classification constitue la première application qui ait été faite de l'application aux bruits de percussion des lois de l'acoustique : la deuxième série est relative à la clarté du son, la quatrième à sa tonalité, enfin pour beaucoup d'auteurs, le tympanisme (troisième série) se rapporterait au timbre du son.

Pour Woillez, dire que « toutes les sonorités de percussion sont comprises entre deux extrêmes de caractères, n'est pas les définir ». Aussi, partant de ce principe que chaque division ou série doit être rattachée à une loi générale de la physique, il distingue les sons d'après leur degré d'intensité et de tonalité, qualités auxquelles il rattacha plus tard le timbre, bien que, dit-il, cette dernière propriété du son ait peu d'importance dans l'étude de la percussion.

Cette classification est à peu près généralement adoptée aujourd'hui, avec diverses variantes qui portent plutôt sur la caractéristique de tel ou tel son que sur la division des sons elle-même ; ainsi, tandis que Guttmann[1] compte les sons tympaniques parmi les sons timbrés, Woillez n'attribue de timbre qu'aux bruits de pot fêlé et au son amphorique, il considère les sons tympaniques

(1) *Traité de diagnostic des maladies des organes thoraciques et abdominaux.* Trad. par Hahn. Paris, 1877.

purement et simplement comme des sons d'une intensité exagérée.

Il est de prime abord évident, que l'application des lois de l'acoustique à l'étude des sons de percussion ne peut avoir qu'une exactitude approximative, car ces bruits ne sont pas de véritables sons musicaux; d'autre part l'intensité, la tonalité et même le timbre ne suffisent pas à les caractériser et il faut y ajouter la notion du plus ou du moins de sonorité qui en est l'essence même et dont la perception est antérieure à celle des qualités précédentes. Enfin certaines propriétés physiques des sons, telles que l'*intensité*, qui figure dans la plupart des nomenclatures, n'ont pas, en clinique, de sens suffisamment défini, aussi substituerons-nous au terme d'intensité celui de *durée* ou d'*amplitude*, qualité du son qui est indépendante de l'observateur et de la vigueur plus ou moins grande du choc plessimétrique. C'est sur ces bases que nous édifierons notre classification, qu'il reste maintenant à développer.

On sait que sous l'influence d'un choc extérieur tout corps élastique devient le siège d'oscillations moléculaires ou, en d'autres termes, d'un mouvement vibratoire, qui se communique par l'intermédiaire de l'air ou de tout autre milieu élastique et compressible jusqu'à l'organe de l'ouïe où il impressionne le nerf acoustique en produisant une sensation particulière qui est le son. Ce son diffère notablement suivant la nature du corps vibrant : percutez, par exemple, un tonneau vide, vous obtiendrez un son clair, retentissant, se rapprochant du son musical ; au contraire, percutez le même tonneau rempli de liquide et vous percevrez un son obscur, sourd, étouffé ; ce n'est plus une sonorité, c'est un bruit, *un son mat*. De même la percussion du poumon, de l'estomac et de l'intestin rendent un son clair, les cavités remplies de liquide, telles que les kystes, les épanchements pleuraux et les organes compacts comme le foie et les masses musculaires de la cuisse donneront un son mat. Nous pouvons donc conclure immédiatement que la clarté du son (sonorité) est le fait de la présence de l'air dans un organe, tandis que la matité est une propriété des corps solides ou liquides ; c'est là un premier fait capital pour les applications cliniques de la percussion.

Ce n'est pas tout : la percussion du poumon donne un son *clair*, d'une définition assez difficile mais qui n'a pas les caractères d'une note de musique et auquel on ne saurait assigner une place exacte dans la gamme ; tandis que l'estomac modérément distendu rend un son analogue à celui d'un tambour et qui constitue un véritable *ton* qui est le type des sons tympaniques. Ici le son est dû exclusivement à la vibration d'une masse gazeuse contenue dans une enveloppe membraneuse ; cette paroi relâchée ne vibre pas, car une corde non tendue ne rend aucun són ; au contraire, la percussion du poumon ébranle à la fois l'air intra-pulmonaire et le parenchyme lui-même qui se trouve dans un certain état de tension, grâce au vide pleural ; il en résulte une superposition de vibrations de nature différente qui constituent, grâce à la prédominance des vibrations aériennes, un son clair, mais qui n'est nullement tympanique. Ce qui distingue donc le son clair du son tympanique et ce qui permet de considérer celui-ci comme l'expression la plus élevée du premier, c'est uniquement le mélange aux oscillations de la masse gazeuse, de vibrations étrangères qui en atténuent la pureté, et cela est si vrai que la suppression de cette dernière influence transforme immédiatement le son clair en son tympanique : percutez un poumon enfermé dans la cage thoracique, vous obtiendrez un son clair ; percutez le même poumon sur une table d'amphithéâtre et vous aurez un son tympanique ; en effet le poumon extrait de la poitrine n'est plus tendu, ses trabécules relâchées ne vibrent plus et le son de percussion résulte exclusivement des

vibrations de la masse gazeuse intra-pulmonaire.
On peut passer inversement, du son tympanique
au son clair, par le mélange aux vibrations aériennes de vibrations hétérogènes. Une vessie
modérément distendue par l'air, rend un son tympanique : si on l'insuffle fortement, le son n'est
plus tympanique : c'est qu'alors la membrane, fortement tendue, a acquis la propriété de vibrer
elle-même par la percussion et ses vibrations, de
nature différente, troublent le son obtenu et lui
font perdre son caractère primitif en lui laissant
sa clarté, à condition toutefois que la distension
n'ait pas été portée à un degré exagéré, auquel
cas on n'obtiendrait plus qu'un son mat.

Supposons maintenant que les vibrations aériennes, au lieu de prédominer comme dans le
son clair, soient au contraire en quelque sorte en
minorité, relativement aux vibrations propres aux
parenchymes ou aux membranes qui renferment
la masse gazeuse, le son deviendra de moins en
moins clair, c'est-à-dire *obscur*, *submat* et enfin
mat. Ces termes, usités dans le langage clinique,
correspondent en somme à la *teneur* en gaz des
organes, et il est des maladies pulmonaires où
l'on peut suivre pas à pas ces modifications successives de la sonorité à mesure que la condensation du parenchyme se complète.

Nous voici donc en possession d'une première échelle de sons, basée sur la qualité des vibrations sonores et allant *du son tympanique à la matité* en passant par le *son clair*, le *son obscur* et *la submatité;* il nous reste maintenant à passer en revue les différents caractères des sons.

La *hauteur* d'un son dépend du nombre des vibrations qui se produisent dans l'unité de temps; en clinique, on se borne à distinguer les deux tonalités extrêmes, à savoir les sons aigus ou élevés et les sons graves ou profonds. D'une façon générale, la hauteur d'un son est en rapport avec le volume du corps vibrant : une grosse cloche donne un son plus grave qu'une petite ; le son fourni par la flûte de Pan est d'autant plus aigu que le diamètre et la longueur des tuyaux sont plus faibles, c'est-à-dire que la colonne d'air vibrante est moins volumineuse. Les corps contenant, de l'air, rendent à la percussion, toutes choses égales d'ailleurs, un son d'autant plus grave qu'ils en renferment davantage : « Qu'on percute, dit Woillez, un volume broché quelconque, appliqué sur la cuisse, le son obtenu est d'autant plus aigu que le volume est moins épais et on peut suivre l'acuité de plus en plus élevée du son, en percutant le livre d'abord fermé entièrement, puis après avoir écarté successivement quarante ou cinquante feuillets à la fois. » Cette petite expérience est facile à vérifier cliniquement : quand il existe un épanchement liquide dans la plèvre, la percussion de la région sous-claviculaire correspondante donne, ainsi qu'on le verra plus loin, une résonance tympanique ; que l'épanchement augmente dans des proportions considérables, et le volume d'air intrapulmonaire allant en diminuant, on observera une sonorité de plus en plus élevée, quoique toujours tympanique. Quant aux organes complètement privés d'air, ils donnent à la percussion des sons de tonalité élevée, de sorte que le maximum de hauteur appartient presque toujours aux submatités et aux matités.

La hauteur du son est donc proportionnelle au volume de la masse d'air vibrante, mais elle dépend aussi d'un autre facteur qui, sans avoir l'importance du premier, trouve cependant son application dans certains cas pathologiques : c'est la *tension* des parois et des parenchymes, qui élève plus ou moins le degré diatonique du son, de la même façon, qu'une corde d'instrument de musique rend un son d'autant plus aigu qu'elle est tendue davantage. C'est ainsi que l'on verra le son de percussion prendre une gravité anormale dans les cas où le parenchyme pulmonaire est relâché, à condition toutefois que la quantité d'air contenue ne soit pas trop notablement diminuée.

Le son est *ample*, c'est-à-dire qu'il dure plus ou moins longtemps, ou *bref,* c'est-à-dire qu'il s'éteint immédiatement ; un verre de cristal heurté légèrement donne un son clair et ample, mais si en même temps qu'on le frappe, on y applique le doigt, le son perd son amplitude tout en conservant sa clarté. L'amplitude d'un son est liée à l'étendue des vibrations, laquelle est proportionnelle à l'élasticité du corps vibrant. Les organes mous, tels que le foie, la rate, etc., donneront un son bref ; les organes qui renferment de l'air donneront, au contraire, un son plus ou moins ample suivant la quantité d'air qu'ils renferment ; l'amplitude relative d'un son va donc de pair avec sa tonalité ; les sons graves sont en même temps amples et les sons aigus offrent une brièveté d'autant plus grande que leur tonalité est plus élevée. Cependant, à égal volume d'air, l'amplitude du son peut être modifiée par des circonstances accessoires. Ainsi la percussion du thorax donne un son plus ample chez les sujets maigres que chez ceux qui présentent une paroi thoracique revêtue d'une couche épaisse de muscles et de tissu adipeux ; c'est qu'en effet le son thoracique n'est pas dû exclusivement aux vibrations de l'air intra-pulmonaire et même du parenchyme lui-même ; le squelette de la poitrine et les parties molles qui le recouvrent vibrent de leur côté et il en résulte une sonorité complexe, dont l'amplitude variera nécessairement avec celle de chacun des sons qui concourent à la produire.

Reste enfin le *timbre*, phénomène qui résulte de la perception simultanée de plusieurs sons émanés d'un même corps et qui est dû à la structure de l'instrument vibrant. Les sons produits par la percussion des organes ne se rapprochent pas d'assez près des sons musicaux pour qu'on puisse y reconnaître des variations de timbre ; celui-ci n'apparaît que dans un nombre de cas très limité où les lésions anatomiques présentent une disposition particulière sur laquelle nous aurons à revenir tout à l'heure.

En résumé, les phénomènes de percussion se distinguent les uns des autres, d'abord par leur sonorité plus ou moins grande, puis par leurs caractères variés de tonalité, d'amplitude et, plus rarement, de timbre. Mais ce ne sont pas là les seules données séméiologiques que fournit cette méthode d'exploration médicale ; elle donne lieu non seulement à des sons, mais encore à des *sensations tactiles* dont l'importance ne le cède en rien à celle des impressions auditives ressenties.

II. — SENSATIONS TACTILES
FOURNIES PAR LA PERCUSSION

Elles se résument d'ordinaire dans les sensations opposées *d'élasticité* et *de résistance*. Plus un corps est épais, dense et compact, plus il résiste quand on le comprime ou qu'on le percute; au contraire un organe renfermant de l'air donne une sensation d'élasticité en rapport avec la quantité de fluide gazeux qu'il contient et par conséquent avec sa *capacité vibratoire*. Ces sensations tactiles sont donc en connexion étroite avec la sonorité elle-même ; un son clair, ample, profond, s'accompagne d'une élasticité manifeste; les sons obscurs et mats coïncident au contraire avec une sensation de résistance proportionnelle à la densité de l'organe examiné. Dans la pratique, les deux ordres de phénomènes se complètent l'un l'autre et se suppléent réciproquement et l'énoncé de tel ou tel son, sous-entend toujours, la sensation tactile correspondante, sans qu'il soit nécessaire d'y insister davantage.

Ce n'est que dans de rares circonstances que les sensations tactiles considérées *isolément* peuvent prendre une valeur clinique toute spéciale :

quand on applique, comme le recommande Da-
vaine, sur la partie saillante d'une tumeur hydatique et avec une certaine force, trois doigts écar-
tés, puis qu'on donne sur celui du milieu un coup
sec et rapide, les deux autres doigts perçoivent
très nettement un frémissement analogue à celui
que ferait éprouver un corps en vibration : c'est
le *frémissement hydatique*, symptôme important,
mais qui n'est ni constant, ni même pathognomonique.

Quant aux autres sensations tactiles décrites par
les auteurs, telles que les sensations de fluctuation, de succussion, de ballottement, elles sont
du domaine de la palpation et non de la percussion ; nous ne nous y arrêterons pas.

CLINIQUE DE LA PERCUSSION

CHAPITRE PREMIER
PERCUSSION DES POUMONS

PERCUSSION DES POUMONS A L'ÉTAT PHYSIOLOGIQUE

Pour pouvoir apprécier les modifications du son de percussion dans les affections pleuro-pulmonaires, il est nécessaire d'être fixé au préalable, sur les résultats de la percussion thoracique à l'état physiologique ; la sonorité n'est pas la même, en effet, dans toutes les parties de la poitrine et elle montre des différences de clarté, d'amplitude et de hauteur, suivant l'élasticité du squelette, l'épaisseur des parties molles qui le recouvrent, le volume de la portion du poumon examiné, la proximité d'organes compacts ou de cavités remplies d'air capables d'assourdir le son ou au contraire de l'exagérer. Ce qui importe ici aux cliniciens, c'est de posséder des notions simples, claires et précises sur le son thoracique normal ; les limites exactes des lobes pulmonaires, la mobilité des bords antéro-internes, les nuances qui peuvent exister normalement entre la sonorité des régions symétriques des deux poumons, la tonalité musicale des sons produits ; tout cela constitue des finesses qui échapperont toujours à la majorité des observateurs et qui d'ailleurs ne présentent aucune importance séméiologique.

Les poumons, comme on le sait, occupent environ les quatre cinquièmes de la cage thoracique sur laquelle ils se moulent exactement. Leur face externe, convexe, répond aux côtes et aux espaces intercostaux ; elle est parcourue obliquement de haut en bas et d'arrière en avant par une scissure profonde, simple à gauche, bifide à droite, et qui divise par conséquent le poumon gauche en deux lobes, le poumon droit en trois. Leur face interne, concave, est en rapport avec le médiastin, celle du poumon gauche est beaucoup plus excavée que celle du poumon droit, en raison de la présence du cœur qui s'y creuse en quelque sorte une loge, de telle manière que le bord antérieur de ce poumon recouvre en grande partie le péricarde. Le sommet des poumons, arrondi, dépasse en haut la clavicule de 3 et même de 5 centimètres ; leur base, obliquement coupée de haut en bas et d'avant en arrière, se moule sur la voussure du diaphragme qui la sépare à gauche de l'estomac, à droite du foie ; une languette borde cette base et s'insinue à chaque inspiration dans le sinus costo-diaphragmatique.

Au point-de vue clinique, on doit considérer une région pulmonaire antérieure, deux régions latérales, une région postérieure.

La percussion du *manche* du sternum rend un son clair et ample ; à partir du deuxième et surtout du troisième espace intercostal, le son sternal est plus clair qu'au-dessus et il demeure clair jusqu'à la hauteur du cinquième espace intercostal où il est moins clair et moins ample ; le son est mat sur toute l'étendue de l'appendice xiphoïde. Cette sonorité de la partie supérieure du sternum ne peut s'expliquer que par la résonance des organes sous-jacents : cet os ne recouvre en effet les bords antérieurs des deux poumons que dans les inspirations profondes ; la trachée se trouve sur un plan postérieur et le manche du sternum n'est en rapport immédiat qu'avec la moitié droite de la crosse de l'aorte, la veine cave descendante et le tronc veineux brachio-céphalique gauche ; à sa partie moyenne, avec le ventricule droit et l'oreillette droite, tous organes ne pouvant fournir

qu'un son mat. Le fait de produire un son clair à
la percussion ne peut donc résulter que de la
transmission des vibrations plessimétriques au parenchyme pulmonaire voisin par l'intermédiaire des
parties de la cage thoracique contiguës au sternum :
si en effet on fait appuyer les deux mains d'un
aide de chaque côté de cet os, de façon à diminuer
sa capacité vibratoire, on constate que le son diminue d'amplitude tout en conservant sa clarté
(Mazonn). Cependant le fait n'est pas constant et
j'ai vu chez certains sujets le son n'éprouver aucun changement, malgré une forte pression exercée sur les parties latérales du sternum.

Les deux régions sus-claviculaires rendent un
son clair sur une hauteur de 3 centimètres environ, au-dessusde la clavicule ; en dedans, le long
du cou, la sonorité remonte beaucoup plus haut,
sans doute grâce aux vibrations de l'air contenu
dans la trachée.

La percussion des clavicules fournit un son
clair et ample, plus ample que celui des régions
sus-claviculaires.

A droite, le son est clair, grave et ample dans
les quatre premiers espaces intercostaux; au cinquième espace, le son est encore clair, mais
moins ample qu'au quatrième : il existe là, entre
la sonorité pulmonaire et la matité hépatique,

une zone de transition dont la hauteur varie
notablement avec l'amplitude des mouvement
respiratoires : ainsi, dans l'expiration forcée, la
matité s'élève· d'environ 1 à 2 centimètres, tandis qu'elle s'abaisse de 3 centimètres dans une
inspiration aussi profonde que possible. Enfin au
sixième espace, le son est mat (matité hépatique)
jusqu'au rebord des fausses côtes.

A gauche, le son, clair, ample et profond dans
les trois premiers espaces, comme du côté opposé,
devient moins clair et moins ample au quatrième,
où commence la matité précordiale ; il est mat
au cinquième et fait place, au sixième, à un son
tympanique, de tonalité élevée, dû à la présence
de l'estomac.

La région où l'on observe ce son tympanique
porte le nom d'espace *semi-lunaire de Traube;*
elle est limitée en haut par une courbe arciforme
à concavité inférieure ; en bas par une ligne
courbe joignant la première à angle aigu, au niveau du bord gauche du sternum ; en dehors par
une ligne plus ou moins verticale passant par
l'extrémité antérieure de la neuvième ou de la
dixième côte. Chez beaucoup de sujets, la détermination de cette zone, principalement en bas et
en dehors, est absolument impossible ; néanmoins,
dans les cas pathologiques, la disparition com-

plète du tympanisme se constate aisément et peut acquérir une certaine valeur séméiologique.

La région axillaire gauche donne un son clair et un peu moins ample qu'en avant jusqu'au troisième espace où le son devient ample, profond, tympanique, aux neuvième et dixième espaces, il est obscurci par la présence de la rate enfin au onzième, il est encore clair, mais il n'est plus tympanique.

A l'aisselle droite le son est clair et médiocrement ample jusqu'au septième espace où l'on trouve la matité hépatique : les limites de la sonorité pulmonaire et de la matité hépatique subissent ici, sous l'influence des mouvements respiratoires des oscillations plus étendues qu'en avant : pendant une expiration forcée, la matité du foie s'élève de 1 à 2 centimètres, tandis qu'elle peut descendre de 7 à 8 centimètres dans l'inspiration forcée.

Les fosses sus-épineuses rendent un son clair, de tonalité élevée et très peu ample; le son est plus clair et plus ample dans les fosses sous-épineuses; au-dessous de l'angle de l'omoplate le son devient profond et ample ; il est obscur dans ces deux derniers espaces, mais il peut reprendre sa clarté dans une inspiration profonde. Enfin les régions interscapulaires donnent un son peu clair et peu ample.

En résumé, le son thoracique normal offre une clarté, une amplitude et une tonalité variables suivant la région considérée ; le timbre lui fait constamment défaut. D'une façon générale, la sonorité de la partie postérieure du thorax est plus faible que celle de la région antérieure et des régions axillaires ce qui s'explique par la plus grande épaisseur de la couche musculaire, l'interposition des omoplates et l'élasticité moindre des côtes à ce niveau.

A ces différences de sonorité correspondent des sensations tactiles parallèles ; la résistance est exagérée à la région postérieure du thorax, principalement aux sommets et dans les deux derniers espaces intercostaux ; l'élasticité a son maximum à la partie antérieure et supérieure de la poitrine ; elle est très grande dans le jeune âge et faible au contraire chez le vieillard en raison de la rigidité de la cage thoracique et de l'emphysème si fréquent à cette période de la vie.

Quant à la topographie des lobes pulmonaires, il suffit de savoir que la région postérieure du thorax correspond des deux côtés aux lobes supérieur et inférieur dont la ligne de séparation se trouve à la hauteur de l'épine de l'omoplate ; la région antérieure tout entière est formée par les lobes supérieurs sauf le bord antéro-inférieur

du poumon droit qui est constitué par le lobe
moyen. Enfin les régions latérales répondent, à
gauche, au lobe supérieur qui descend à peu près

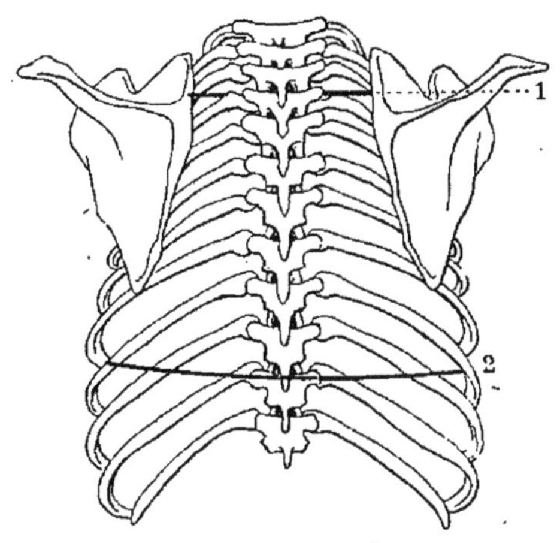

Fig. 4.

1, ligne de séparation des lobes supérieurs et inférieurs ;
2, limite inférieure des poumons.

jusqu'à la quatrième côte et au-dessous par le
lobe inférieur; à droite par les trois lobes étagés
du poumon correspondant.

Un mot encore sur les causes du son de percussion thoracique. C'est un son complexe, dû
principalement aux vibrations de l'air contenu
dans les alvéoles pulmonaires mais aussi à celles
du parenchyme du poumon et de la cage thoracique. La participation de cette dernière semble
bien établie par les expériences de Mazonn, de
Hope, de Guttmann. D'ailleurs, ainsi qu'il est facile de s'en assurer, le plastron antérieur de la

poitrine dépouillé en grande partie de ses parties
molles, ainsi qu'on le pratique dans les autopsies
ordinaires, rend un son clair tympanique. Ce son
clair mélangé au son également clair que donne

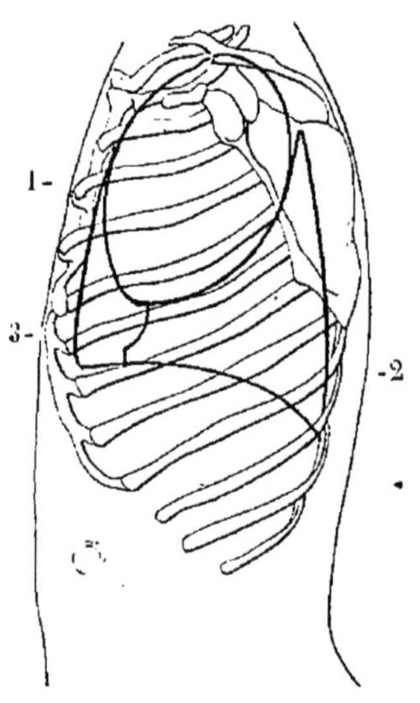

Fig. 5. — Partie latérale
gauche du thorax.

1, lobe supérieur; 2, lobe inférieur; 3, péricarde.

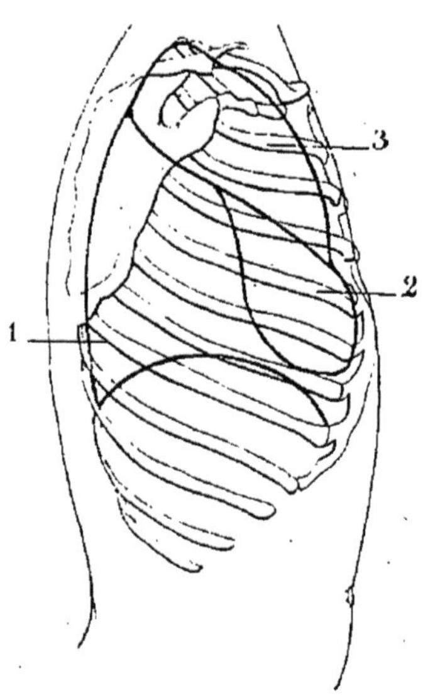

Fig. 6. — Partie latérale
droite du thorax.

1, lobe inférieur; 2, lobe moyen;
3, lobe inférieur.

toute collection aérienne, est obscurci par les vibrations hétérogènes de la trame pulmonaire et
par celles des parties molles (peau, tissu cellu-
laire, muscles) qui revêtent le thorax : la résultante est un son clair, mais qui a perdu le caractère musical qui appartient au tympanisme.

PERCUSSION DES POUMONS A L'ÉTAT PATHOLOGIQUE

Comme nous l'avons dit plus haut, le son du poumon doit ses qualités diverses à l'existence ou à l'absence d'une masse d'air vibrante, au volume de cet air, à sa tension et surtout à celle du parenchyme pulmonaire ou des membranes où il est enfermé : il est donc aisé de comprendre *a priori* que le son thoracique normal ne subira aucune altération dans les maladies, telles que la bronchite simple, la pleurésie aiguë sèche, etc., où la perméabilité du poumon demeure parfaitement intacte.

D'autre part, certaines lésions, susceptibles en général de donner lieu à une modification plus ou moins étendue de la sonorité thoracique, peuvent, dans certains cas, ne fournir à la percussion que des résultats absolument négatifs, soit qu'elles aient une étendue trop restreinte (au-dessous de 4 centimètres, d'après Guttmann), soit qu'elles soient trop profondément situées : dans l'une et l'autre hypothèse, elles sont entourées ou recouvertes d'une zone de poumon sain dont le son clair est seul perceptible, même lorsqu'on pratique la percussion *profonde* qui a été recommandée, précisément quand la lésion siège dans une partie reculée de l'organe.

Ces réserves faites, les anomalies du son de percussion thoracique ont trait à sa clarté, à son amplitude et à sa tonalité : enfin à l'inverse du son normal qui a pour caractères de n'être pas *timbré*, le son pathologique peut revêtir, dans certaines circonstances déterminées, un véritable timbre qui lui a valu dans ces cas, une dénomination particulière. Nous examinerons successivement ces diverses modalités.

I. — Clarté du son (sonorité).

1° Son mat, submat, obscur.

Indépendamment de l'obscurité du son qui résulte de la musculature et de l'embonpoint exagérés du thorax, toutes les causes qui diminuent la quantité d'air contenue dans les poumons ont pour effet d'affaiblir la sonorité du thorax.

Dans la première période de la pneumonie, le son est ordinairement moins clair qu'à l'état normal; plus tard, au stade d'hépatisation, quand le poumon est transformé tout entier en un bloc compact, imperméable à l'air, le son devient complètement mat; la sonorité reparaît progressivement à mesure que s'opère le retour à l'état normal.

La tuberculose et en général toutes les maladies qui aboutissent graduellement à la condensation plus ou moins complète du poumon, donnent, à la percussion, un son de moins en moins clair et qui passe par toute la gamme des sons obscurs pour aboutir à la matité complète.

Les excavations creusées dans le parenchyme pulmonaire rendent, à une percussion légère, un son mat et bref dû à l'épaississement du tissu ambiant, mais cette matité superficielle fait place au contraire, à une sonorité tympanique plus ou moins brève et de tonalité variable, lorsqu'on pratique une percussion un peu forte, capable de faire vibrer la collection aérienne contenue dans la cavité.

Enfin le son est mat au niveau des épanchements liquides de la plèvre : au début de la pleurésie, la sonorité est peu modifiée, mais l'épanchement, une fois constitué, prend la place du poumon et le doigt qui percute fait entrer en vibration la masse liquide, qui rend un son mat semblable à celui du poumon hépatisé.

2° SON CLAIR, SONORITÉ EXAGÉRÉE.

Le son pulmonaire normal est, comme nous l'avons vu, généralement clair ; il le devient davantage chez les sujets maigres parce que la minceur relative des parois thoraciques, permet aux vibrations plessimétriques de se propager facilement à la masse gazeuse contenue dans le poumon. Dans l'emphysème pulmonaire, en raison de l'ectasie des alvéoles, la sonorité est exagérée sans prendre toutefois les caractères du son tympanique. M. Grancher[1] a appelé l'attention sur l'exagération des vibrations qui accompagnent la respiration *supplémentaire :* quand il existe un épanchement abondant ou une pneumonie très étendue, le côté resté sain *sonne mieux* et *respire davantage :* la suppléance pulmonaire qui s'exerce toujours dans ces cas, crée de nouvelles conditions pour la circulation de l'air et du sang dans le parenchyme de l'organe, d'où les changements de son, de respiration et de vibrations vocales.

3° SON TYMPANIQUE.

C'est un son aérien pur qui s'observe dans deux conditions bien distinctes :

A. Quand il existe une cavité remplie d'air dans le poumon, ou une accumulation de gaz dans la cavité pleurale (son tympanique cavitaire).

(1) Lasègue et Grancher. *La technique de la palpation et de la percussion.* Paris, 1882.

B. Quand la tension du parenchyme pulmonaire est diminuée (son tympanique du poumon relâché).

A. Son tympanique dans les cavernes pulmonaires et dans le pneumothorax. — Les cavernes pulmonaires remplies d'air, à condition de présenter un certain volume et d'être placées superficiellement, donnent à la percussion un son tympanique qui a pour caractère de s'élever quand la bouche est ouverte et au contraire de prendre une tonalité plus grave quand la bouche est fermée, plus grave encore si les narines sont fermées en même temps.

Les causes de ce changement de hauteur du son, qui ne s'observe d'ailleurs que si la cavité communique librement avec une bronche, sont dues, d'après Wintrich, à l'accroissement de la colonne aérienne et l'élargissement de l'orifice de communication avec l'air extérieur lors de l'ouverture de la bouche, et d'autre part, à sa diminution de longueur et au rétrécissement de l'orifice lors de la fermeture de la bouche.

L'influence des dimensions de l'orifice de communication sur la hauteur du son peut être démontrée aisément par l'expérience suivante : quand on percute avec un marteau plessimétrique, le fond d'un flacon à large goulot, on obtient un

3.

son clair et d'une gravité proportionnelle au volume du flacon; mais si on ferme en partie, avec
la main, l'ouverture de ce flacon, on constate que
le son devient plus grave en conservant sa clarté
et que sa tonalité est d'autant plus basse que
l'orifice est devenu plus étroit.

Quant à la seconde cause invoquée par Wintrich, elle agirait plutôt en sens inverse de la
première : lorsqu'on percute un plessimètre placé
au-dessus d'un vase à large ouverture, puis qu'on
verse progressivement de l'eau dans celui-ci de
façon à diminuer la hauteur de la masse d'air
vibrante, le son devient de plus en plus aigu ;
par conséquent, l'allongement de la colonne
aérienne qui résulte de l'ouverture de la bouche,
aurait pour effet d'abaisser la tonalité du son, s'il
n'était compensé et au delà, par l'accroissement
de l'orifice de communication, qui agit en sens
inverse en augmentant la hauteur du son.

Le pneumothorax représentant une cavité à
parois lisses, remplie d'air et plus ou moins
vaste, donne, comme les cavernes pulmonaires,
une sonorité tympanique; seulement, d'après
Guttmann, ce son ne changerait de hauteur par
l'ouverture et la fermeture de la bouche que
quand la fistule pulmonaire présenterait des
dimensions assez considérables et serait large-

ment ouverte, ce qui n'est pas ordinairement le cas.

B. Son tympanique de poumon relâché. — Le poumon extrait du thorax et percuté directement sur une table d'amphithéâtre donne à la percussion un son tympanique, bien différent du son clair, ample, profond qu'il présente dans les conditions normales. Ce phénomène, nous l'avons vu, est aisé à comprendre : le poumon, dans la cage thoracique, est violenté dans sa forme ; grâce au vide pleural, il est obligé d'occuper un espace plus grand que ne le comportent ses dimensions naturelles, il est *tendu*, et, dans ces conditions, la percussion fait vibrer à la fois l'air qu'il contient et les parois alvéolaires et bronchiques, qui résonnent à la façon des cordes d'un instrument : la somme de ces vibrations irrégulières et hétérogènes donne à l'oreille un son clair, mais nullement tympanique. Au contraire, le poumon extrait de la cage thoracique obéit à sa rétractilité, la trame pulmonaire relâchée ne vibre plus, l'air seul résonne sous le choc du doigt, et de ses vibrations égales et régulières résulte un son tympanique.

Or, cet état de relâchement du poumon peut être réalisé dans certains cas pathologiques, tels que les pneumonies de la base et les épanchements pleuraux : la capacité de la cage thoracique étant diminuée, le lobe supérieur du poumon se rétracte et la percussion de la région sous-claviculaire du côté malade donne une sonorité tympanique (son skodique) qui siège par conséquent à l'opposé de la lésion.

La réciproque n'est pas vraie, c'est-à-dire qu'on ne constate pas de tympanisme à la base dans les cas d'hépatisation du lobe supérieur. Cela tient à des causes assez complexes : d'abord, les lobes supérieurs étant naturellement peu volumineux, le relâchement du lobe inférieur ne peut être très considérable ; de plus, l'épaisseur des couches musculaires à la base du thorax entrave la transmission des vibrations plessimétriques et surtout diminue l'élasticité de la paroi, condition qui paraît indispensable à la production du tympanisme.

Pour en revenir au tympanisme sous-claviculaire de la pleurésie, il présente certaines particularités de forme, qui méritent une mention particulière : quand le malade est couché, la limite inférieure de la zone tympanique dessine une ligne courbe dirigée obliquement de haut en bas et de dehors en dedans, et à convexité tournée en bas et en dehors. Au contraire, quand le malade est assis sur son lit, la ligne de niveau du liquide se redresse et devient horizontale. Ces modifications sont dues au déplacement du liquide dans les deux attitudes indiquées, et on peut les reproduire expérimentalement avec un verre rempli d'eau placé dans la position verticale ou plus ou moins incliné : dans le premier cas, le

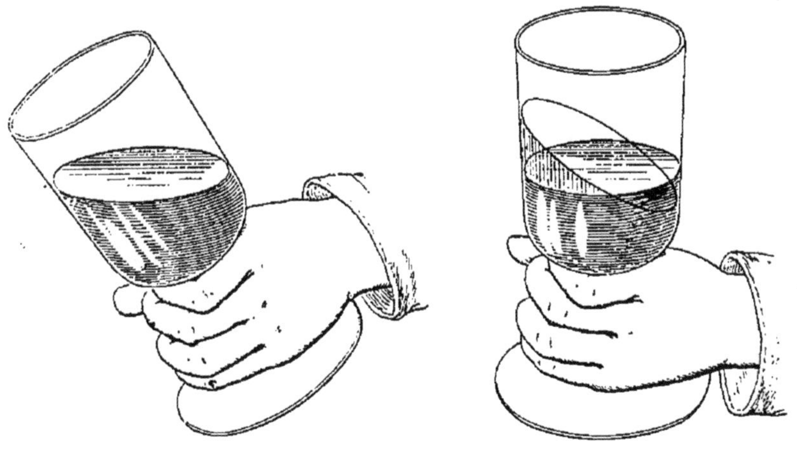

Fig. 7.

niveau du liquide donne une ligne parfaitement horizontale, dans le second, il représente une courbe à convexité inférieure dont la hauteur varie avec le plus ou moins d'inclinaison imprimée au récipient. Il est inutile d'ajouter que ces phénomènes ne s'observent que quand le liquide est suffisamment fluide et libre dans la cavité pleurale; ils font défaut dans les cas d'épanchement enkysté et quand la densité du liquide est trop grande pour lui permettre de se déplacer.

A côté du tympanisme *à distance*, on peut constater un son tympanique par relâchement pulmonaire au niveau même de la lésion : ainsi dans l'œdème du poumon, les travées du parenchyme infiltrées de liquide s'allongent, leur tension diminue et elles deviennent incapables d'entrer en vibration. Au début de la pneumonie, avant le stade d'hépatisation, on a noté aussi au niveau des parties engouées (Woillez, Jaccoud) une sonorité tympanique, qui reconnaît une cause identique et qu'il ne faut pas confondre avec celle qu'on rencontre parfois pendant la période d'hépatisation et qui résulte de conditions toutes différentes comme nous allons le démontrer à l'instant.

C. Ton trachéal de Williams. — La plupart des auteurs distinguent une troisième variété de tympanisme qu'on attribue à la vibration de l'air contenu dans la trachée et auquel le nom de Williams est resté attaché. Il se rencontre dans les cas où le lobe supérieur du poumon est solidifié, par le fait d'une pneumonie ou de la rétraction consécutive à un épanchement pleurétique enkysté et résorbé, siégeant à la partie antérieure et supérieure du thorax. Il se présente presque exclusivement à gauche, et on le perçoit plus facilement en avant qu'en arrière, grâce à la flexibilité des côtes à la partie antérieure ; enfin il gagne en hauteur si la bouche est ouverte, tandis qu'il s'abaisse si la bouche est fermée, absolument comme le tympanisme cavitaire. On l'explique généralement de la façon suivante : Lorsqu'on percute la trachée, on obtient un son tympanique qui s'élève quand la bouche est ouverte ; qui devient plus grave quand la bouche est fermée, et plus grave encore si les narines sont fermées en même temps. Ce tympanisme ne s'observe plus dans la région du thorax qui correspond à la bifurcation de la trachée parce qu'il est masqué à ce niveau par le son du poumon qui recouvre de toutes parts la bronche principale. Mais que ce parenchyme pulmonaire soit hépatisé et par conséquent vide d'air dans toute l'étendue du lobe supérieur, le son trachéal apparaîtra dans toute sa pureté, et le sommet hépatisé du poumon donnera à la percussion un son tympanique. Quant à la prédilection du tympanisme pour le côté gauche, elle s'explique par la longueur plus grande de la bronche principale de ce côté.

Telle est la théorie, voyons si les faits y répondent. Il est certain, tout d'abord, que certains cas peuvent difficilement s'expliquer autrement.

J'ai observé, il y a quelque temps, un sujet porteur d'un épanchement purulent très dense, remplissant presque complètement la plèvre *droite* et chez lequel il existait, au niveau de l'épanchement, une sonorité tympanique à tonalité aiguë, accompagnée, à l'auscultation, d'un souffle amphorique qui pouvait en imposer pour un pneumothorax. Cette sonorité n'était due ni au voisinage du poumon qui était transformé en un tissu compact et imperméable à l'air, ni à la transmission de vibrations sonores aux organes creux de l'abdomen, le foie devant nécessairement les intercepter au passage, elle ne pouvait donc résulter que de l'ébranlement de l'air contenu dans la trachée et les grosses bronches. On comprend aisément que le même phénomène puisse se produire dans la pneumonie du sommet, où le voisinage de la trachée rendrait nécessairement la transmission des vibrations plessimétriques plus immédiate et plus directe.

Mais précisément, si le tympanisme de Williams était toujours la conséquence de la résonance trachéo-bronchique, il devrait être accusé surtout, au voisinage de la trachée et des grosses bronches, c'est-à-dire à la partie antérieure et interne du thorax, or j'ai observé un cas de pneumonie du sommet où la matité était compacte en avant, tandis qu'il existait un son tympanique aigu en arrière, au niveau de l'angle de l'omoplate. Vitoux[1] en a cité un autre, où le tympanisme était plus net à l'aisselle qu'à la région sous-claviculaire et où par suite il était difficile de lui attribuer une origine trachéale.

D'autre part, le son tympanique observé au niveau de l'hépatisation, dans la pneumonie du sommet, n'a pas pour caractère constant de varier de hauteur suivant l'ouverture et la fermeture de la bouche ; Baumler[2] a vu chez le même sujet un double tympanisme sous-claviculaire : du côté droit il existait un son tympanique avec pot fêlé sans changements de tonalité ; du côté gauche le son tympanique s'élevait et s'abaissait avec l'ouverture et la fermeture de la bouche : or l'autopsie révéla une hépatisation compacte du sommet droit et une excavation au sommet du poumon gauche.

Quelles sont donc les causes physiques de cette variété de tympanisme ? Ce n'est pas la résonance de l'air contenu dans les divisions bronchiques du lobe hépatisé : quand on injecte en effet à travers la bronche supérieure d'un poumon sain, une matière solidifiable, de façon à

(1) Thèse de Nancy, 1887.
(2) *Deutsches mediz. Arch.*, t. I, 1886.

simuler une hépatisation complète du lobe supérieur, la percussion de ce lobe, donne dans certaines circonstances sur lesquelles je reviendrai tout à l'heure, un son tympanique, bien que les rameaux bronchiques soient entièrement privés d'air. Si l'on vient ensuite à remplir la trachée avec la même matière à injection, la sonorité ne subit aucune modification : donc la présence de l'air dans les voies aériennes n'est pas la cause de la résonance tympanique du poumon hépatisé.

Je crois, pour ma part, que ce son tympanique prend sa source, soit dans les lobules restés intacts du lobe supérieur malade, soit dans les lobes inférieurs respectés par l'hépatisation ; dans l'un et l'autre cas, les territoires pulmonaires encore perméables à l'air, subissent par le fait de l'augmentation de volume des lobules hépatisés un relâchement relatif qui leur donne sous le doigt une sonorité tympanique.

En effet j'injecte dans la bronche principale du lobe supérieur gauche d'un poumon de mouton, de la matière à injection, de façon à simuler aussi exactement que possible une hépatisation compacte de ce lobe : après refroidissement, on constate que l'injection a pénétré dans toute l'étendue du lobe supérieur, sauf au niveau du bord interne où une languette de 2 centimètres et demi est restée indemne. Le poumon étant alors placé sur un tapis très épais, de façon à éteindre les sons étrangers et le lobe supérieur injecté étant isolé du lobe inférieur, on constate à la percussion, que le son, mat partout, prend le caractère du tympanisme au voisinage de la languette restée saine qui, percutée elle-même, rend une sonorité tympanique. Maintenant, qu'on rapproche ce lobe supérieur du lobe inférieur resté intact ; et l'on constate que la partie inférieure du poumon qui tout à l'heure donnait un son mat, donne un son tympanique.

En poursuivant ces expériences dans le même ordre d'idées, j'ai acquis la conviction, que si parfois la résonance tympanique au niveau de l'hépatisation dans la pneumonie du sommet, peut résulter de la transmission des vibrations sonores à l'air contenu dans les grosses bronches et dans la trachée, elle est due, le plus souvent, à l'entrée en vibrations de l'air contenu soit dans les lobes sous-jacents relâchés par le fait de l'augmentation de volume du lobe hépatisé, soit dans les parties restées indemnes et également relâchées du lobe hépatisé lui-même [1].

(1) Soc. de médecine de Nancy, mars 1893, et *Revue de Médecine* 1894.

Cette interprétation s'adapte parfaitement, non seulement à la pneumonie du sommet, mais encore à ces faits de pneumonie de la base décrits par Woillez, Jaccoud, etc., où on observe au niveau même du foyer et en pleine hépatisation, ce son tympanique bref, clair, à tonalité généralement grave qu'on désigne sous le nom de . « son de carton » (Schachtelton). Le lobe inférieur n'est pas toujours hépatisé dans toute son épaisseur et le tympanisme peut prendre son origine dans les parties sous-jacentes restées saines sans qu'il soit besoin de faire intervenir avec Baumler la résonance des viscères creux de l'abdomen. Mais il se peut aussi que le lobe inférieur soit pris dans toute son étendue et que le tympanisme résulte des vibrations de l'air contenu dans le lobe supérieur relâché. Comme ce lobe est peu volumineux et contient peu d'air, on s'expliquerait par là la faible amplitude de la sonorité tympanique dans ces cas.

II. — Tonalité du son de percussion thoracique.

Sons graves. — Sons aigus

Dans les épanchements pleurétiques de moyenne intensité, le son sous-claviculaire prend une gravité anormale, en même temps qu'il devient tympanique. Ce changement de tonalité est dû à la diminution de tension du parenchyme pulmonaire; on sait en effet qu'une corde d'instrument fait un nombre d'autant plus grand de vibrations dans l'unité de temps, et par conséquent, rend un son d'autant plus aigu, que sa tension est plus grande. Cependant le relâchement du tissu pulmonaire ne produit pas ici son plein effet, parce qu'en même temps, la diminution de la quantité d'air con tenue dans le lobe relâché tend de son côté à élever la tonalité du son, aussi, comme le remarque M. Bernheim [1], la *note* obtenue dépend, toutes choses égales d'ailleurs, de la résultante de ces deux circonstances. Si l'épanchement s'accroît considérablement et que le parenchyme pulmonaire, au lieu d'être simplement rétracté, soit refoulé et peu à peu vidé de l'air qui y était renfermé, la gravité initiale du son fait place, progressivement, à une tonalité de plus en plus aiguë en même temps que son amplitude diminue; ces deux facteurs suivant toujours comme on sait une marche parallèle. Il faut donc, pour que la tonalité du son soit abaissée, que le poumon soit seulement en état de relâchement et non com-

(1) *Leçons de clinique médicale.* Paris, 1877.

primé ; on comprend d'ailleurs que cet état puisse être déterminé, non seulement par l'existence d'un épanchement pleural, mais par toutes les causes qui permettent à l'organe d'obéir à sa rétractilité naturelle en diminuant la capacité de la cage thoracique : la pneumonie de la base donne lieu, elle aussi, à une résonance tympanique, *grave*, sous la clavicule correspondante.

On observe également ce phénomène au *début* de la pneumonie et au niveau même des parties engouées, grâce à l'allongement et par suite à la diminution de tension du parenchyme œdématié.

III. — Amplitude du son de percussion thoracique.

SONS AMPLES. — SONS BREFS.

Comme nous l'avons vu, le son de percussion est d'autant plus ample que l'organe examiné contient une plus grande quantité d'air : le poumon, à l'état normal, rend un son clair et ample ; si ce poumon est infiltré de tubercules, le son perd à la fois son amplitude et sa clarté. Quand l'organe est devenu complètement dense et compact, le son est *bref*, mat et aigu. La sonorité et l'amplitude ne sont pas cependant toujours associées : dans les épanchements pleuraux, le tympanisme sous-claviculaire, ample et grave au début, perd rapidement ces caractères, à mesure que l'épanchement augmente d'abondance et quand la quantité de liquide est très considérable, la percussion de la région sous-claviculaire donne un son bref, de tonalité aiguë mais toujours tympanique, auquel on a donné le nom bizarre de *matité tympanique aiguë :* ici le son est tympanique parce que le poumon est relâché, la tonalité est élevée et l'amplitude très faible parce que l'organe comprimé s'est vidé en partie de son contenu et que la masse aérienne vibrante a notablement diminué.

IV. — Timbre du son de percussion thoracique.

BRUIT DE POT FÊLÉ. — SON AMPHORIQUE.

Les altérations morbides du timbre du son de percussion dans les maladies des poumons comprennent le bruit de *pot fêlé* et le *son amphorique :* tous deux ne sont autre chose que des sons tympaniques de tonalité variable, mais caractérisés par l'adjonction d'une résonance métallique.

I. — **Bruit de pot fêlé**. — Le bruit de pot fêlé (Laënnec) ou bruit de « collision » (Woillez) est un bruit de cliquetis comparable à celui qu'on obtient en percutant un vase de grès fêlé ou en secouant entre les deux mains un certain nombre de pièces de monnaie. On peut le reproduire également en frappant le genou à coups secs et répétés avec le dos de l'une des deux mains, celles-ci étant appliquées l'une contre l'autre par leur face palmaire, de façon à laisser entre elles une cavité d'où l'air s'échappe par saccades à travers un orifice étroit qu'on laisse ouvert entre les doigts. Cette expérience montre que le bruit en question est dû simplement à la brusque issue de l'air contenu dans une cavité à parois plus ou moins élastiques à travers un orifice rétréci.

C'est surtout dans les cavernes pulmonaires que s'observe le bruit de pot fêlé ; à condition toutefois, qu'elles communiquent librement avec une bronche, qu'elles soient remplies d'air et non d'exsudat, enfin qu'elles soient placées superficiellement et à la partie antérieure, c'est-à-dire la plus élastique du thorax, de façon qu'elles puissent être facilement ébranlées par les chocs plessimétriques. Le phénomène est surtout apparent pendant l'expiration et lorsque le malade a la bouche ouverte, c'est-à-dire dans les conditions qui accélèrent la vitesse du courant aérien et qui facilitent l'expulsion de l'air au dehors.

On conçoit que le bruit de pot fêlé puisse être obtenu aussi dans certains cas de pneumothorax à fistule ouverte : cependant je ne l'ai jamais observé dans cette affection.

Ce serait une erreur de croire, que le bruit de pot fêlé soit un symptôme pathognomonique d'une excavation ; on l'observe physiologiquement chez les jeunes enfants qui pleurent ou qui crient, surtout à la percussion de la partie antérieure du thorax : grâce à la flexibilité du thorax dans le premier âge, l'air intra-pulmonaire comprimé par le choc du doigt s'échappe et vient buter contre l'orifice relativement étroit de la glotte, avec une vitesse qui est encore accrue par l'expiration forcée.

Le bruit de pot fêlé sous-claviculaire dans la pleurésie et dans la pneumonie de la base résulte d'un mécanisme analogue. L'air contenu dans la portion de poumon relâchée, peut être assimilé à une collection aérienne libre, dans une cavité, puisque les travées du parenchyme n'étant plus tendues sont incapables d'entrer en vibration : cet air est chassé brusquement, surtout pendant l'expiration, à travers l'orifice étroit de la bronche correspondante ou contre les lèvres de la fente

glottique et les conditions nécessaires à la production du pot fêlé se trouvent réalisées comme
dans les cas précédents.

Il en est de même du pot fêlé sous-claviculaire,
dans les cas où la pneumonie siège au sommet
et où la face antérieure du lobe supérieur, est
hépatisée sur une certaine étendue : sans doute il
se peut ici que les secousses plessimétriques
soient transmises par le poumon solidifié, à la
colonne d'air contenue dans les grosses bronches
et la trachée, mais il est plus probable que le bruit
en question prend naissance, dans ces cas, dans
les parties non hépatisées et relâchées du lobe
malade ; ainsi que nous l'avons vu pour le son
tympanique du poumon hépatisé.

II. — Son amphorique. — Il ressemble au son
obtenu en percutant un tonneau vide ou une
cruche de grandes dimensions : c'est un son
tympanique grave, ample, à timbre métallique.
Cliniquement, on le rencontre dans le pneumothorax et dans les grandes cavernes pulmonaires
(6 centimètres au moins en longueur, d'après
Wintrich), c'est-à-dire dans les cas où il existe
une collection aérienne de grand volume, enfer-
mée dans une cavité à parois lisses et unies, capables de réfléchir exactement les ondes sonores.

Au son amphorique, nous rattacherons, avec Guttmann, le *bruit d'airain* qui s'observe également dans le pneumothorax et que l'on produit en percutant la poitrine en avant avec deux pièces de monnaie, tandis qu'on l'ausculte du même côté en arrière : on obtient par ce moyen un son cristallin très pur sans mélange de tympanisme.

(Voir, page suivante, le *Résumé des signes de percussion correspondant aux différents états physiques des poumons.*)

SON TYMPANIQUE.	A. — Collections gazeuzes dans les poumons (cavernes) ou dans la plèvre (pneumothorax).	Certaines dispositions anatomiques donnent lieu ici à un son tympanique *timbré :* bruit de pot fêlé ou son amphorique.
	B. — Relâchement du poumon.	a — par lésion à distance, pleurésie, pneumonie de la base — probablement aussi pneumonie du sommet (ton trachéal). b — par lésion locale : œdème du poumon — pneumonie au début.

Le tympanisme par relâchement du poumon peut s'accompagner de bruit de pot fêlé. — La tonalité, d'abord plus grave grâce au relâchement du parenchyme, s'élève à mesure que diminue la masse d'air vibrante.

SONORITÉ EXAGÉRÉE SANS TYMPANISME.	Augmentation de la quantité d'air intra-pulmonaire par distension du poumon : emphysème.	Le son est en même temps ample et profond.

DIMINUTION DE LA SONORITÉ ; SON OBSCUR, SUBMATITÉ, MATITÉ.	Épanchements liquides de la plèvre. Toutes les affections du poumon où l'air est remplacé par des productions solides ou liquides : pneumonie, tubercules, abcès, gangrène, etc.	L'amplitude décroît avec la sonorité. — Les sons mats sont toujours de tonalité élevée.

CHAPITRE II

PERCUSSION DU CŒUR
ET DES GROS VAISSEAUX

I. — Percussion du cœur.

Le cœur n'est en contact avec la paroi thoracique que par une portion limitée de sa face antérieure constituée par la pointe du ventricule gauche et la plus grande partie du ventricule droit : les deux oreillettes, la partie supérieure du ventricule droit et presque tout le ventricule gauche sont complètement recouverts par le parenchyme pulmonaire qui empiète même davantage sur le cœur pendant l'inspiration, au point de le masquer presque tout entier. Il résulte de là, que si les parties découvertes de l'organe rendent sous le doigt un son mat, comme tous les organes compacts, il existera nécessairement au niveau des autres, une zone de transition, mélange de sonorité pulmonaire et de matité précordiale, qui justifie la division classique de

4.

cette matité en *matité absolue* ou *petite matité*
et en *matité relative* ou *grande matité*, cette
dernière représentant avec une certaine approxi-
mation, la projection sur la surface du thorax, du
cœur tout entier. C'est donc à celle-ci qu'on doit
s'attacher surtout, pour la détermination du volume
du cœur ; malheureusement cette recherche est
sujette à des causes d'erreurs assez nombreuses
et n'est pas exempte de difficultés. L'emphysème
pulmonaire où le cœur disparaît derrière le poumon distendu la rend à peu près impossible, un
embonpoint exagéré de la paroi thoracique, le
volume des seins chez la femme, la masquent
dans une mesure variable suivant les cas, enfin
la faculté vibratoire du sternum et la résonance
du parenchyme pulmonaire avoisinant la rendent,
même à l'état physiologique, d'une perception très
délicate, exigeant une éducation spéciale des sens
de l'ouïe et du toucher, car l'impression recueillie
est faite autant d'une sensation tactile de moindre
élasticité comme l'enseignait Piorry et comme
je l'ai souvent vérifié moi-même, que d'une véritable nuance dans la sonorité de la région.

C'est pour ces motifs, que certains auteurs ont
préféré se borner à la délimitation de la matité
absolue, dont la constatation est généralement
aisée, mais outre que celle-ci ne renseigne que

sur les dimensions de la partie découverte du cœur et encore d'une façon imparfaite, puisque le contact entre la face antérieure du cœur et la paroi thoracique n'est pas partout immédiat, en raison de la différence de courbure de ces deux surfaces, le rapport entre la grande et la petite matité non seulement n'est pas constant, sauf à l'état physiologique, mais encore, comme l'a établi Foubert [1], les variations de ces deux zones peuvent se faire en sens inverse : d'où l'on peut conclure que l'étendue de la petite matité ne renseigne pas exactement sur celle de la face antérieure du cœur; aussi la délimitation de la matité totale est-elle de tout point préférable.

MÉTHODES DE PERCUSSION DU CŒUR

Bouillaud conseillait de percuter le cœur suivant un mode concentrique, c'est-à-dire de la périphérie vers la région précordiale : il ne suffit pas, pour lui, d'aller de bas en haut et de droite à gauche, mais entre ces lignes principales on en mènera plusieurs autres, sur lesquelles seront marqués les points correspondants aux modifications du son. Ces points, réunis entre eux, déter-

(1) *Des variations passagères de volume du cœur.* Thèse de Paris, 1887.

minent des courbes concentriques représentant le contour des parties essentielles du cœur et l'éloignement relatif où elles sont de la paroi thoracique.

Parrot[1] estime inutile de déterminer avec une précision plus grande la surface du cœur et surtout celle de ses différentes parties, car s'il n'est pas impossible qu'on puisse le faire chez l'homme sain, les règles les mieux établies pour arriver à ce but seraient inapplicables dans l'état de maladie.

Peter[2] emploie un procédé analogue; il percute sur toute la périphérie du cœur en allant des parties sonores vers les parties mates; il distingue le foie du cœur par la matité plus absolue du premier.

M. Grancher[3] cherche le maximum de matité, qu'il trouve au niveau du cinquième cartilage intercostal gauche près du bord du sternum et pratique en partant de ce centre, en haut, latéralement, puis en bas, une percussion très légère.

Guttmann recommande une manière de faire

(1) *Dictionn. encyclop. des sc. méd.*, art. COEUR, 1ʳᵃ série, t. XVIII, p. 404.

(2) *Maladies du cœur*, 1883.

(3) Lasègue et Grancher, *loc. cit.*

plus méthodique : les limites inférieure et gauche du cœur sont données par le choc de la pointe ; pour déterminer la limite supérieure, on percute de haut en bas à partir du premier espace et l'on trouve ordinairement la matité à partir du bord supérieur du quatrième espace intercostal. La limite droite s'obtient en percutant transversalement de gauche à droite, de la ligne mamillaire au sternum : la matité cesse à partir du bord gauche du sternum; sur cet os même, le son redevient clair. On obtient ainsi trois points de repère : en les unissant par des lignes on a une surface triangulaire limitée en bas par une ligne transversalement dirigée de la pointe au bord gauche du sternum, à gauche par une ligne qui part du bord supérieur de la quatrième côte pour aboutir au point où a lieu le choc de la pointe, enfin à droite par le bord gauche du sternum. Dans tout l'espace circonscrit par ce triangle, le son de percussion est mat.

La méthode de Gerhardt[1] se rapproche beaucoup de la précédente, sauf que pour la détermination du bord inférieur du cœur, il conseille de rechercher la limite inférieure du poumon droit et de prolonger cette ligne jusqu'à la pointe du

(1) *Lehrbuch der Auscultation und percussion*. Tubingen, 1890.

cœur. On trouve donc ici la préoccupation de
déterminer des points de repère qui servent de
guide à la percussion et dont la connaissance
permet de faire reconnaître assez rapidement et
avec une facilité relative le volume du cœur.

Déjà Gendrin[1] avait préconisé d'après ce principe, un procédé qu'il avait réduit à une formule
simple, mais malheureusement inexacte : à savoir
que la distance qui sépare la pointe du cœur de
l'articulation chondro-sternale de la troisième
côte (1 décimètre à l'état normal) donne la mesure
de la hauteur du cœur.

Constantin Paul[2] utilise également, comme
points de repère, des points fixes appartenant au
squelette : il reconnaît d'abord la pointe du cœur,
note dans quel espace elle se trouve, puis sa
distance à la ligne médiane (8 ou 10 centimètres
chez l'adulte). Ensuite, par la percussion pratiquée suivant la ligne mamillaire droite, il reconnaît le bord supérieur du foie et prend pour
repère pour le noter, l'insertion sternale du cartilage costal correspondant; en général le cinquième. Enfin il détermine la position du bord
de l'oreillette droite qui se trouve à 1 centimètre environ du bord droit du sternum. La

---

(1) *Leçons sur les maladies du cœur*, 1842.
(2) *Traité des maladies du cœur.*

ligne qui joint la pointe à la ligne de matité du
bord supérieur du foie, indique le bord inférieur
du cœur; elle est toujours oblique et pour mesurer de combien la pointe est abaissée on mène
une horizontale passant par la pointe du cœur
et venant couper le prolongement de la ligne de
l'oreillette; on mesure sur celle-ci la distance en
centimètres entre le bord convexe du foie et l'in-
tersection des deux lignes. Enfin la percussion,
pratiquée suivant des lignes tendant toutes vers
le centre de la matité absolue, donne les renseignements complémentaires sur les dimensions de
la face antérieure du cœur.

Dans le procédé de M. Potain [1], on détermine
comme précédemment le bord inférieur du cœur,
puis à l'aide d'une percussion forte pratiquée
sur des lignes convergeant vers le centre de la
matité cardiaque, on détermine facilement le
bord droit et le bord supérieur du cœur. La
recherche la plus délicate est celle du point où se
rejoignent les bords droit et supérieur à la base
du cœur. Quoi qu'en dise Foubert, on ne reconnaît pas toujours facilement l'endroit où les gros
vaisseaux cessent d'être en contact avec la paroi
thoracique; c'est là le point faible de la percus-

(1) Thèse de Foubert. Paris, 1887.

sion du cœur dans toutes les méthodes. On peut quelquefois y arriver, en diminuant la faculté vibratoire du sternum par une pression exercée sur les parties latérales. Foubert conseille, dans les cas indécis, de faire pencher le malade en avant pour rendre moins grande la distance du sternum aux gros vaisseaux de la base. On passe ensuite à la détermination de la matité absolue par une percussion légère en partant du centre de matité qu'un examen rapide a permis de trouver tout d'abord.

A part les réserves que nous venons de faire sur la difficulté de la détermination de l'angle supérieur de la matité précordiale [1], ces deux dernières méthodes donnent la configuration de la face antérieure du cœur avec une très grande exactitude, ainsi que nous avons pu nous en assurer par l'expérimentation cadavérique.

DE LA MATITÉ PRÉCORDIALE A L'ÉTAT PHYSIOLOGIQUE

La grande matité précordiale représente à l'état normal un triangle irrégulier, limité à droite par une ligne verticale représentant le bord du pou-

---

(1) Kobelt de Giessen (cité par Gerhardt) déclare que la percussion ne peut délimiter non seulement la limite supérieure, ni même la limite droite, ce qui est manifestement exagéré.

mon droit et très rapprochée du bord droit du
sternum ; à gauche par une ligne courbe, convexe
en haut et en dehors, dirigée obliquement de la
troisième articulation chondro-costale gauche vers

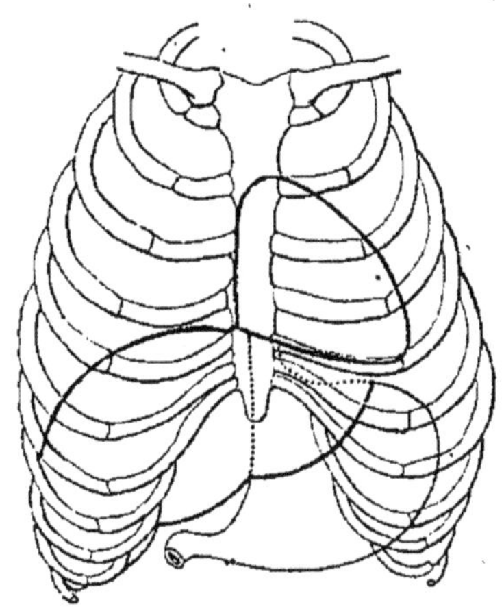

Fig. 8. — Matité précordiale.
Rapports de l'estomac et du foie avec la paroi thoracique.

la pointe du cœur et rejoignant la première par
son extrémité supéro-interne, enfin, en bas, par
une ligne étendue de la pointe du cœur vers la
ligne mamillaire droite, au point où commence
la matité hépatique et coupant la première un
peu à droite du sternum.

L'aire de la matité *absolue* forme un triangle
inscrit dans le précédent. Sa base se confond
avec le bord supérieur du foie, le bord droit, à
peu près vertical, longe le bord gauche du sternum, le bord gauche, oblique et concave en haut,

correspond au bord libre du poumon gauche.

La matité précordiale s'abaisse et diminue d'étendue à chaque inspiration, elle remonte et s'agrandit pendant l'expiration, toutefois sa limite inférieure demeure constamment la même. Quant à la position assise ou couchée du sujet pendant l'examen, elle n'a généralement aucune importance (Gerhardt). Cependant, au dire de Seitz, si le buste est incliné en avant jusqu'à former avec le reste du corps un angle de 45°, la matité précordiale devient, dans la plupart des cas, sensiblement plus considérable.

DE LA MATITÉ PRÉCORDIALE A L'ÉTAT PATHOLOGIQUE

La valeur clinique de la percussion du cœur est incontestablement inférieure à celle de la palpation. « Le premier devoir du médecin est de fixer le siège, la force et l'étendue du choc de la pointe : cette notion acquise, les autres sont purement complémentaires. » (Grancher.) Cependant, cette méthode peut rendre de grands services pour l'appréciation relative du volume du cœur et dans le diagnostic des épanchements péricardiques aucune autre ne saurait la remplacer.

L'étendue de la matité précordiale est modifiée

à l'état pathologique en plus ou en moins, soit par le fait d'une affection du cœur lui-même, soit par les maladies des organes voisins.

Dans l'emphysème pulmonaire, le poumon augmente de volume et empiète sur le cœur, l'étendue de la matité précordiale est ainsi diminuée, malgré la dilatation souvent considérable du cœur droit qui accompagne cette affection.

Les épanchements gazeux du péricarde et de la plèvre font disparaître complètement la matité précordiale qui est remplacée par un son tympanique.

Au contraire, la matité précordiale est accrue dans les hypertrophies avec dilatation du cœur, *suivant la longueur* dans le cas d'hypertrophie du cœur gauche, *suivant la largeur* dans celle du ventricule droit.

Les changements apportés à la matité précordiale par les épanchements péricardiques liquides ont été assez diversement décrits par les auteurs. D'après A. Petit[1], les choses se passeraient d'ordinaire de la manière suivante :

A mesure que le liquide s'accumule dans le péricarde, la percussion *profonde* montre une augmentation progressive de la matité totale ;

____

(1) *Traité de médecine*, t. V, p. 31.

c'est surtout le bord gauche de la matité qui se déplace parallèlement à lui-même, en même temps que se montre un arrondissement de l'angle mousse par lequel il rejoint la ligne inférieure. La matité absolue subit d'ailleurs les mêmes modifications. Lorsque l'épanchement atteint 400 à 420 grammes, la zone de matité subit une déformation caractéristique qui consiste en une incurvation, une sorte d'encoche, à convexité interne, siégeant vers le tiers supérieur du bord gauche de la matité précordiale (encoche de Sibson). La limite supérieure de la matité remonte alors jusqu'au voisinage de la fourchette sternale. La matité absolue subit une augmentation analogue, mais proportionnellement plus forte et revêt une configuration semblable. De plus, la matité dépasse à gauche et en bas le choc de la pointe : quand celle-ci peut être perçue par le palper, ce symptôme permet de faire immédiatement le diagnostic de l'épanchement péricardique.

Enfin, quand l'épanchement n'est pas très abondant et qu'il est suffisamment fluide, il se déplace dans les changements de position du malade et donne lieu à des modifications faciles à comprendre dans la topographie de la matité précordiale.

2° **Percussion de l'aorte.**

La percussion de la région sternale, immédiatement au-dessus de la base du cœur, *peut*[1] révéler
une zone de matité qui mesure, d'après Peter,
4 à 5 centimètres chez l'homme, 3 centimètres
et demi chez la femme. Cette matité correspond
aux troncs accolés de l'aorte et de l'artère pulmonaire : elle est augmentée quand il existe une
dilatation de l'aorte. M. Potain se contente, pour
établir ce diagnostic, de pratiquer la percussion
au niveau du bord droit du sternum en allant
de droite à gauche : l'aorte à l'état normal, affleu-
rant le bord droit du sternum, on doit considérer
que ses dimensions sont exagérées, quand la
matité dépasse cette limite. Mais c'est surtout
dans les anévrysmes aortiques que la matité
constitue un phénomène important et d'une constatation ordinairement facile.

(1) V. plus haut, p. 71.

CHAPITRE III

PERCUSSION DE L'ABDOMEN

1° Percussion de l'estomac.

L'estomac occupe la plus grande partie de l'hypocondre gauche et de l'épigastre, et il est facilement accessible à l'exploration plessimétrique par
sa face antérieure qui est en rapport à gauche avec
la face interne des cinquième, sixième, septième,
huitième et neuvième côtes gauches, dont le sé-
parent les attaches antérieures du diaphragme, et à
droite avec le lobe gauche du foie (fig. 8, p. 73).
Organe creux, rempli de gaz, il donne à la percussion un son tympanique qui est surtout marqué
à l'hypocondre (espace semi-lunaire de Traube),
car à l'épigastre l'interposition du foie l'obscur-
cit plus ou moins. Cette sonorité tympanique
s'étend à droite jusqu'au-dessous de l'appendice
xiphoïde, à gauche jusqu'à la ligne axillaire
moyenne, en bas jusqu'au rebord costal, en haut
jusqu'au sixième espace intercostal, immédiate-

ment au-dessous du point où se fait sentir le choc
du cœur. Cette limite supérieure peut s'élever pendant l'expiration jusqu'au cinquième espace ; quant
à la limite inférieure, elle est souvent malaisée à
fixer, en raison de la présence, au-dessous de la
grande courbure de l'estomac, du côlon transverse qui rend, lorsqu'il est distendu par des gaz,
une sonorité tympanique très voisine de celle
de l'estomac.

A l'état physiologique, le son stomacal présente
diverses variétés d'amplitude et de tonalité, suivant l'état de réplétion ou de vacuité de l'organe
et suivant la tension des gaz qui y sont renfermés ;
de plus, à la suite d'un repas copieux ou d'une distension gazeuse considérable, le tympanisme peut
présenter une étendue plus grande qu'à l'ordinaire, d'où il suit que les dilatations pathologiques
de l'estomac ne seront reconnues à la percussion
que quand elles atteindront une certaine limite.

Cliniquement les symptômes fournis par la percussion de l'estomac se résument dans les suivants :

1° Le tympanisme diminue d'étendue ou disparaît pour faire place à de la matité ;

2° Le tympanisme augmente d'étendue avec ou
sans adjonction d'un timbre particulier.

C'est donc le degré et l'étendue de la sonorité

qu'il s'agit de déterminer ici; les notions de tonalité et d'amplitude du son n'interviennent que dans la distinction du son stomacal et de la sonorité intestinale.

1° Les épanchements liquides considérables de la plèvre gauche en refoulant le diaphragme font disparaître l'espace semi-lunaire de Traube, dont le son tympanique fait place à un son mat. Il en est de même dans les péricardites exsudatives. Enfin les tumeurs de la paroi stomacale, pourvu qu'elles offrent une certaine surface et une certaine épaisseur, ainsi que les hypertrophies du lobe gauche du foie, obscurcissent plus ou moins la sonorité stomacale au niveau de l'hypocondre et à la région épigastrique.

2° L'extension exagérée et permanente du tympanisme stomacal est l'indice d'une dilatation pathologique de l'organe. L'augmentation de volume de l'estomac se fait principalement, mais non exclusivement[1], aux dépens de la grande courbure et comme celle-ci ne peut se développer en avant par suite de la résistance du foie et de la sangle abdominale, elle doit nécessairement s'abaisser; la face antéro-supérieure devient alors franchement antérieure et se trouve en contact

(1) Thiébaut. *De la dilatation de l'estomac.* Thèse de Nancy, 1882.

direct avec la paroi de l'abdomen, devenant ainsi
sur une étendue variable, accessible à la percussion. Celle-ci produit donc une sonorité tympanique, partant du sixième espace intercostal gauche
et se continuant plus ou moins loin vers le bas
où lui fait suite une zone de matité, marquant le
point le plus déclive de l'organe et déterminée
par la présence d'une certaine quantité de liquide
dans la cavité gastrique.

Thiébaut recommande, dans la recherche de la
dilatation stomacale, de pratiquer successivement
une percussion forte et une percussion aussi légère que possible ; cette dernière donne toujours
un son au niveau de l'estomac alors qu'elle n'en
produit pas dans la région de l'intestin ; elle permet par conséquent de distinguer toujours l'une
de l'autre les sonorités stomacale et intestinale
quand on n'y a pas réussi par la percussion ordinaire.

On peut aussi, comme l'a conseillé Ziemssen,
prescrire au sujet, avant l'exploration, une certaine quantité de soda-powder ; l'acide carbonique
distend la cavité de l'estomac au point que celui-
ci se dessine parfois avec un relief très apparent
sous la paroi de l'abdomen. En même temps la
sonorité tympanique devient plus nette et plus
facile à distinguer de la résonance intestinale.

Lorsqu'il existe du liquide en même temps que des gaz dans la cavité stomacale, et il est toujours facile de faire absorber au sujet du liquide, si celui-ci fait défaut, on obtient par la percussion un bruit particulier appelé *son hydro-aérique*, qui n'est autre chose qu'un son tympanique à timbre métallique, rappelant d'assez près le bruit de pot fêlé. Ce son, qu'il ne faut pas confondre avec le bruit de clapotement qu'on obtient par des chocs légers et rapides imprimés à la paroi abdominale, n'est nullement caractéristique d'une ectasie stomacale; on peut le produire chez presque tous les sujets, après l'absorption d'une certaine quantité d'eau.

Enfin, tout récemment, Aufrecht[1] a appelé l'attention sur deux symptômes nouveaux de la dilatation stomacale : ces phénomènes ne se rencontreraient que dans les premiers stades de la maladie et ne se présenteraient plus quand la dilatation est très accusée. L'un est un bruit de pot fêlé analogue à celui des cavernes pulmonaires; nous l'avons déjà décrit et nous ne pouvons le considérer comme appartenant exclusivement à la période de début de l'affection. L'autre consiste dans le déplacement de la sonorité à la

---

(1) *Centralblatt für Klin. medizin*, 1893, n° 23.

percussion ; lorsque l'estomac est dilaté, si à la suite d'une palpation superficielle, on le percute en divers points pendant quelques secondes, on trouve presque partout un son tympanique ; mais il est un point, qui correspond certainement à l'estomac et où l'on perçoit une matité plus ou moins complète : que sur ce point, on continue à percuter légèrement pendant quelques secondes encore, la matité se dissipe sous le plessimètre pour faire place en ce même point précis à un son tympanique. Dans certains cas, on peut voir se déplacer cette zone circonscrite de matité de la région du cardia à celle du pylore. La matité circonscrite serait due à la contraction de la paroi en ce point et son déplacement résulterait de la progression péristaltique de la contraction, le phénomène supposerait un épaississement de la musculature de l'estomac, précurseur de la dilatation.

2° Percussion de l'intestin.

A l'état physiologique, l'intestin donne une tonalité tympanique plus grave que celle de l'estomac, mais extrêmement variable suivant la région examinée, la nature de son contenu, l'état de tension du conduit, la tension et l'épaisseur des parois abdominales.

D'une façon générale, le son de l'intestin grêle est plus élevé que celui du gros intestin, bien qu'il ne soit pas toujours possible de les distinguer. Le cæcum rend ordinairement une note plus grave et plus claire que les autres parties de l'intestin, grâce à sa position superficielle et aux gaz qui s'accumulent dans sa cavité.

Les variations de la hauteur et du timbre du son intestinal n'ont qu'une faible valeur clinique ; il n'en est pas de même de celles de la sonorité elle-même quand elles peuvent être exactement localisées ; s'il existe par exemple un obstacle à la circulation des matières vers la partie inférieure de l'intestin grêle, celui-ci, considérablement distendu donnera dans la région ombilicale une sonorité tympanique, contrastant avec le son obscur des parties latérales correspondant au gros intestin plus ou moins affaissé. D'autre part, l'accumulation exagérée de matières fécales dans le gros intestin, particulièrement dans le cæcum, donne lieu à un son mat ; quant aux tumeurs de l'intestin elles sont ordinairement trop peu étendues pour que la percussion révèle à leur niveau autre chose qu'une certaine obscurité du son.

3º Percussion du foie et de la vésicule biliaire.

Le foie occupe tout l'hypocondre droit, une partie de l'épigastre, et s'étend jusque dans l'hypocondre gauche. Il est coiffé par le diaphragme qui le sépare du poumon droit et du ventricule droit du cœur; son lobe droit est recouvert en avant par les sept ou huit dernières côtes droites, son lobe gauche par la partie inférieure du sternum et les cartilages costaux qui s'y attachent.

A l'état normal et dans la position horizontale, il ne dépasse pas le rebord des fausses côtes, mais sur la ligne médiane il descend au contraire notablement au-dessous de l'appendice xiphoïde pour entrer en rapport en avant avec la paroi abdominale, tandis qu'il recouvre une partie de la face antérieure de l'estomac. A la partie postérieure du thorax, le poumon s'interpose entre le foie et la face interne des dernières côtes; enfin à l'aisselle, la limite inférieure de l'organe est celle du thorax lui-même.

Comme tous les organes compacts, le foie rend à la percussion un son mat accompagné d'une sensation de résistance ou de défaut d'élasticité très nette. Cette matité est surtout accusée au niveau du lobe droit de l'organe, elle est infiniment moins marquée au niveau du lobe gauche en raison de son épaisseur moindre et de la résonance des viscères creux de l'abdomen contigus; d'autre part à la limite du poumon et de la face supérieure du foie, il existe une zone de transition où le son est simplement obscurci, en raison de l'interposition d'une lamelle mince de poumon, entre le foie et la paroi thoracique et dont il est nécessaire cependant de tenir compte pour l'appréciation du volume de l'organe.

La percussion du foie se pratique, pendant une pause de la respiration, suivant les lignes qui partagent le thorax dans le sens vertical, en ayant soin de procéder de haut en bas, de manière à bien saisir la zone de submatité qui correspond à la partie du foie recouverte de tissu pulmonaire et on continue ainsi jusqu'à ce qu'on rencontre le son tympanique abdominal.

Sur la ligne médiane, la matité hépatique commence brusquement, sans transition, à la base de l'appendice xiphoïde; sa limite inférieure est difficile à fixer en raison de la résonance qu'une percussion légère n'évite qu'en partie, elle s'étend jusqu'à un point situé entre l'appendice xiphoïde et l'ombilic.

Au niveau des parties latérales, sur la ligne

mamillaire, le son clair et ample du poumon fait place au cinquième espace à un son moins ample, mais la matité proprement dite ne commence qu'au sixième espace. La limite supérieure du foie remonte donc en réalité jusqu'au cinquième espace intercostal, mais comme à cet endroit, la présence du foie ne s'accuse que par une nuance de sonorité parfois difficile à saisir, on peut se contenter de déterminer la matité absolue en la *corrigeant* par l'addition de 2 centimètres et demi ou de 3 centimètres qui représentent assez exactement la hauteur de la zone de transition hépato-pulmonaire. La limite inférieure de la matité hépatique sur la ligne mamillaire est représentée par le rebord des fausses côtes : Guttmann remarque que chez la femme le bord inférieur du foie peut le dépasser de 2 et demi à 5 centimètres, soit par l'usage du corset, soit par le relâchement du ligament suspenseur, à la suite d'accouchements répétés.

Sur la ligne parasternale, le foie étant un peu plus élevé à gauche qu'à droite, la matité hépatique commence 1 ou 2 centimètres plus haut que sur la ligne mamillaire, sans qu'il y ait toutefois de différence bien tranchée.

Enfin sur la ligne axillaire moyenne, la matité s'étend du septième au dixième espace intercostal.

A l'état pathologique, la percussion du foie a exclusivement pour but de faire connaître si la matité fournie par l'organe a subi des modifications dans son siège et dans son étendue; elle peut révéler en outre l'existence du frémissement hydatique, symptôme important des kystes parasitaires sur lequel nous nous sommes déjà précédemment expliqué.

1° Le foie a conservé son volume normal, mais il est déplacé;

2° Le foie est hypertrophié;

3° Le foie est atrophié.

1° *Le foie est déplacé.* — En dehors des mouvements imprimés au foie par la respiration, le foie s'abaisse à la suite d'un emphysème pulmonaire considérable et dans les cas d'épanchements liquides ou gazeux de la plèvre droite; la matité dépasse en bas le rebord des fausses côtes, la limite supérieure, impossible à déterminer dans les épanchements pleuraux liquides, descend dans l'emphysème et le pneumothorax d'une étendue égale à un ou deux espaces intercostaux[1]. Le phénomène inverse se constate lorsque le foie est soulevé et refoulé en haut par un météorisme intestinal considérable ou par des épanchements

____

(1) Guttmann. *Loc. cit.*, p. 453.

et des tumeurs de l'abdomen ; dans ce dernier cas la limite inférieure de l'organe est souvent très difficile à déterminer parce que la matité hépatique se confond sans transition avec celle de la tumeur abdominale elle-même. Enfin la disparition complète de la matité hépatique a été observée dans le cas de transposition générale des viscères.

2° *Le foie est hypertrophié.* — L'augmentation de volume du foie, sauf dans beaucoup de cas d'hydatides, se fait surtout du côté de la cavité abdominale, la matité s'étend alors plus ou moins loin au-dessous du rebord costal. Mais la percussion peut devenir impuissante à délimiter le bord inférieur de l'organe quand il existe une ascite ou un ballonnement intestinal considérable ; d'autre part les tumeurs de l'estomac, l'accumulation de matières fécales dans le côlon transverse, etc., en un mot la présence au voisinage immédiat du foie, d'un corps solide, mat à la percussion, peut en imposer pour une hypertrophie du foie qui n'existe pas réellement.

3° *Le foie est atrophié.* — L'atrophie du foie est caractérisée à la percussion par la moindre étendue de la matité hépatique ; celle-ci peut être masquée par la présence d'un épanchement ascitique qu'il convient d'évacuer avant de procéder à l'exploration de l'organe. L'atrophie du foie atteint parfois un degré tel, que la matité hépatique disparaît complètement : Guttmann a vu, dans un cas d'atrophie jaune aiguë, le son pulmonaire passer, sans transition, au son tympanique intestinal.

PERCUSSION DE LA VÉSICULE BILIAIRE. — La vésicule biliaire est cachée derrière le foie, que son extrémité antérieure seule déborde de quelques millimètres; elle échappe donc à la percussion à l'état physiologique. Mais lorsqu'elle est distendue considérablement par de la bile, du mucus ou du pus, elle donne lieu à une matité de forme plus ou moins régulièrement arrondie, au-dessous du bord du foie. Pour savoir si cette matité appartient réellement à la vésicule, on se rappellera que le fond de la vésicule répond au rebord du neuvième cartilage costal droit et au bord externe du muscle grand droit de l'abdomen; il est vrai que ces rapports peuvent se modifier à l'état pathologique, quand le foie se déplace ou s'hypertrophie.

4° Percussion de la rate.

La rate occupe la partie postérieure de l'hypocondre gauche, elle est appliquée contre la face interne des neuvième, dixième et onzième côtes gauches, son extrémité supérieure est recouverte par le poumon, son extrémité inférieure est contiguë à l'estomac.

En raison de son petit volume et de sa situation au milieu d'organes sonores, la matité de la rate doit être nécessairement peu prononcée, et elle peut même faire défaut à l'état normal, quand il existe du météorisme abdominal. Pour la même raison, la surface mate délimitée par la percussion est inférieure aux dimensions réelles de l'organe, cette surface se réduit à une étendue de 4 à 5 centimètres de haut sur 4 centimètres de large.

On percute la rate soit dans le décubitus latéral droit, soit dans la station debout; en commençant par le haut, la matité débute dans le neuvième espace intercostal et cesse au niveau du onzième, en arrière, elle s'étend jusqu'à une ligne prolongeant en bas l'angle de l'omoplate; quant à sa limite antérieure, souvent difficile à déterminer, en raison de la sonorité tympanique de l'estomac, elle correspond à peu près à la ligne axillaire moyenne. Chez les enfants, j'ai trouvé d'ordinaire la matité de la rate moins étendue en arrière; elle ne m'a pas paru dépasser de plus d'un centimètre la ligne axillaire postérieure.

Lorsque la rate est hypertrophiée, la matité

est infiniment plus facile à saisir et la percussion peut donner sur ses dimensions des renseignements précis. Cependant, cette recherche n'est possible que quand l'organe a atteint un certain volume et dans la fièvre typhoïde *de l'enfance,* la percussion de la rate ne m'a donné en général que peu de résultats; il est vrai que la tuméfaction de la rate n'est pas ici un phénomène absolument constant [1].

5° Percussion du péritoine.

Le péritoine peut être le siège d'épanchements gazeux ou liquides et de tumeurs très diverses quant à leur siège et leur nature.

Les épanchements gazeux du péritoine, consécutifs d'ordinaire à une perforation intestinale, ne se distinguent pas en général, à la percussion, du météorisme de l'intestin. D'après Chomjakoff [2], la présence de bulles gazeuses entre la face antérieure du foie et la paroi abdominale pourrait donner lieu cependant, à un *claquement* dû, d'après Guttmann, à l'expulsion brusque de cet air par les secousses plessimétriques, et présen-

(1) Parrot. *La fièvre typhoïde chez les enfants,* Progrès méd., 1883.

(2) Cité par Guttmann, p. 470.

tant ainsi une certaine analogie avec le bruit de pot fêlé.

L'ascite se reconnaît aisément par la percussion, quand le liquide est en quantité suffisante pour envahir, non seulement le petit bassin, mais une partie de la cavité abdominale. Dans le décubitus horizontal, l'intestin surnageant au-dessus du liquide, donne une sonorité tympanique autour de l'ombilic, tandis que les régions déclives occupées par l'épanchement sont le siège d'une matité, dont le bord supérieur affecte la forme d'un croissant à convexité inférieure. La percussion peut encore être pratiquée ici d'une autre façon. Si l'on applique sur une des parties latérales de la région mate un choc léger avec un doigt d'une des mains, tandis que l'autre est appliquée à plat sur la partie symétrique de l'abdomen, celle-ci perçoit une sensation de flot, très utile pour diagnostiquer la présence d'une collection liquide, suffisamment fluide et mobile dans la cavité péritonéale.

Les changements d'attitude du malade modifient nécessairement la matité ascitique, puisque le liquide, obéissant aux lois de la pesanteur, tend à occuper toujours les parties déclives de l'abdomen. Aussi, après avoir examiné le malade dans le décubitus dorsal, il est bon de le placer successivement dans le décubitus latéral droit et gauche ; le son sera alternativement clair et mat dans les fosses iliaques, suivant qu'elles seront, ou non, occupées par l'épanchement.

Les tumeurs solides ou liquides donnent lieu à un son mat, dont l'étendue permet de mesurer non seulement les limites, mais les progrès croissants ou décroissants du processus morbide. Les foyers de péritonite circonscrite sont plus facilement appréciables à la palpation qu'à la percussion, cependant celle-ci peut révéler à leur niveau, au lieu de la sonorité tympanique de l'intestin, un son obscur dû à l'infiltration tuberculeuse du péritoine et aux fausses membranes qui agglutinent entre elles les anses intestinales.

6° Percussion des organes génito-urinaires.

La situation profonde du *rein* et son faible volume le rendent en général inaccessible à la percussion à l'état physiologique. Cependant, chez certains sujets, on pourrait déceler une certaine obscurité du son à la région lombaire des deux côtés de la colonne vertébrale. Les hypertrophies considérables du rein, quelle que soit leur cause, donnent lieu à une zone de matité plus ou moins étendue à ce niveau, de même que le déplacement de l'organe ferait disparaître la matité physiologique.

Si, à l'état de vacuité, la *vessie* est tout entière cachée derrière le pubis, elle s'élève plus ou moins dans la cavité abdominale quand elle est

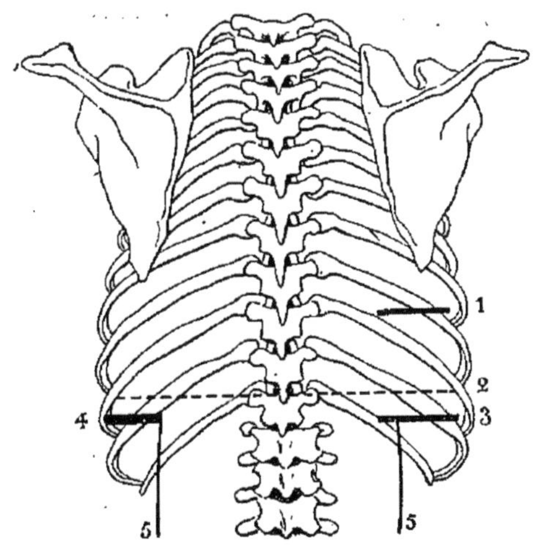

Fig. 9.

1, bord supérieur du foie; 2, bord inférieur des poumons, (inspiration); 3, bord inférieur du foie; 4, bord inférieur de la rate ; 5, bord externe des reins.

distendue par l'urine, et la percussion donne, à son niveau, un son mat. Dans ces conditions, on la perçoit, au palper, sous forme d'une tumeur globuleuse et résistante; mais quand il existe un météorisme abdominal considérable, la palpation est souvent impraticable, et la percussion profonde constitue l'unique moyen d'apprécier les limites de l'organe.

L'*utérus gravide ou hypertrophié* forme dans l'abdomen une tumeur qui rend un son mat à la percussion ; dans les cas exceptionnels où l'utérus est distendu par des gaz, le son devient tympanique (Woillez).

Enfin, les *ovaires* augmentés de volume peuvent envahir une grande partie de l'abdomen et donner lieu à une matité qu'on pourrait confondre, dans les cas de kystes ovariques, avec celle de l'ascite. Mais dans le cas de kystes ovariques, la malade étant couchée sur le dos, on constate de la matité à la région ombilicale et de la sonorité sur les parties latérales ; de plus, la ligne de matité est convexe en haut, au lieu qu'elle est concave dans l'ascite ; enfin, tandis qu'ici la matité se déplace, comme on l'a vu, dans le décubitus latéral, elle reste fixe dans les kystes de l'ovaire.

DEUXIÈME PARTIE

AUSCULTATION

THÉORIE DE L'AUSCULTATION

Les sensations auditives obtenues par l'auscultation résultent des conditions physiques diverses des organes qui les produisent, au même titre que les sons de percussion ; mais tandis que ces derniers, par leur simplicité relative, se prêtent dans une certaine mesure, à une classification méthodique, basée sur les lois de l'acoustique, il ne saurait en être de même des phénomènes d'auscultation, infiniment plus variés et plus complexes, et qui n'ont pour la plupart aucune analogie avec les sons musicaux. On ne peut rapprocher les unes des autres que des choses comparables, or il est évident que les tons du cœur, par exemple, ne ressemblent en rien

au murmure vésiculaire, pas plus qu'au frottement pleural et au souffle bronchique. Il a donc
fallu se borner à caractériser les bruits d'auscultation en les rapportant à une image acoustique
bien définie et facile à saisir : tel bruit ressemble
à la crépitation du sel projeté sur des charbons
ardents, tel autre à un sifflement ou au son d'une
corde de basse, tel autre encore à un claquement, un frottement de cuir neuf, etc.; en
d'autres termes, ces phénomènes échappent à une
définition rigoureuse et ne peuvent être repré-
sentés que par des comparaisons dont l'énoncé
évoque immédiatement, et d'une façon suffisamment exacte, la physionomie spéciale de chacun
d'eux.

Ceci posé, les bruits d'auscultation, considérés
individuellement, présentent parfois des modalités
diverses de sonorité, de timbre et de tonalité : le
souffle pleurétique est de tonalité grave ou aiguë,
les râles humides sont sonores et éclatants (râles
sous-crépitants), ou bien sourds et étouffés (râles
muqueux); les bruits du cœur et même certains
râles peuvent prendre un timbre métallique. Ces
caractères acoustiques sont, en général, le fait des
conditions dans lesquelles les *bruits* prennent
naissance, mais il ne faut pas oublier que ceux-ci
ne parviennent à l'oreille que par l'intermédiaire

de différents milieux, et que la conductibilité de ces milieux vis-à-vis des ondes sonores constitue, dans l'histoire de l'auscultation, un facteur pour ainsi dire extrinsèque, dont nous aurons souvent à apprécier l'importance.

C'est à ces notions sommaires que se borne ce que nous pouvons dire de la théorie de l'auscultation envisagée d'une façon générale, nous étudierons à propos de chaque appareil organique les phénomènes d'auscultation avec leurs caractères spéciaux, leurs qualités acoustiques, leur mécanisme et leur valeur clinique, en insistant plus particulièrement sur l'auscultation des poumons et de l'appareil de la circulation.

CLINIQUE DE L'AUSCULTATION

CHAPITRE PREMIER

AUSCULTATION DES POUMONS

AUSCULTATION DES POUMONS A L'ÉTAT PHYSIOLOGIQUE

La respiration normale *ou murmure vésiculaire* est un bruit léger, doux et moelleux à l'oreille, assez analogue à celui que fait entendre une personne dormant d'un sommeil paisible ou poussant un long soupir (Barth et Roger) [1]. Elle se compose du bruit de l'inspiration, comparable à celui qu'on produit en humant doucement l'air entre les lèvres, l'orifice buccal étant rétréci, et du bruit de l'expiration, qui ressemble à un souffle très doux et qui est moins intense et moins prolongé que le premier.

Le bruit respiratoire se perçoit dans toute

[1] Barth et Roger. *Traité pratique d'auscultation,* etc. Paris, Asselin, édit.

l'étendue du thorax, mais il est plus marqué dans les régions où la paroi est relativement mince, c'est-à-dire à la partie antérieure et aux aisselles ; il est plus faible en arrière, surtout à la région inférieure où les masses musculaires sont plus fortes et où le poumon diminue considérablement d'épaisseur. Vers la racine des bronches, il est un peu plus rude et, sur certains sujets, en particulier chez les enfants, il est ordinairement plus intense au sommet du poumon droit au point de revêtir parfois un caractère *soufflé*. Cette particularité, qui est due au plus grand volume des bronches du côté droit, est utile à connaître au point de vue du diagnostic de la tuberculose dans le jeune âge.

Chez les enfants au-dessous de douze ans, le murmure vésiculaire est en outre plus bruyant dans toute l'étendue de la poitrine. Ce fait s'explique d'abord par l'élasticité du poumon qui est plus grande chez eux que chez l'adulte, et surtout par la faible épaisseur des parois thoraciques qui facilite la transmission des bruits. Barth et Roger invoquent, en outre, l'accélération des mouvements respiratoires et leur plus grande amplitude, qui augmentent, ainsi qu'on peut s'en rendre compte facilement, la durée et la force du bruit respiratoire.

6.

Le mode de production du murmure vésiculaire a fait l'objet de nombreuses discussions. Laënnec [1] l'attribuait au passage de l'air dans l'arbre aérien et aux vibrations qu'il détermine dans ses parties. Reprenant une idée émise par Chomel, Beau [2] le considérait comme dû au retentissement du *bruit guttural* résultant du refoulement de la colonne d'air contre le voile du palais ou les parties voisines; théorie à laquelle il substitua plus tard, à la suite des expériences de Spittal [3], celle de la propagation du *bruit glottique* produit par le passage de l'air à travers l'orifice de la glotte. Cette opinion est contredite par ce fait que chez les sujets dont les cordes vocales sont détruites par une affection syphilitique, par exemple, et chez ceux qui ont subi la trachéotomie, le murmure respiratoire persiste avec ses caractères ordinaires, bien que, dans le premier cas, la glotte n'existe plus, et que, dans le second, l'air ne passe plus au travers de la fente laryngée.

D'ailleurs, les expériences de Chauveau et Bondet [4] ont permis d'entendre le bruit respiratoire chez les animaux après la division de la

(1) *Traité de l'auscultation médiale*, etc., 4ᵉ édition. Paris 1837.
(2) *Arch. gén. de médecine*, 1834, avril; *id.*, juin 1840.
(3) *On the cause of the sounds of respiration*, cité par Barth et Roger, 7ᵉ édit., p. 39.
(4) *Revue mensuelle de médecine et de chirurgie*, 1877.

trachée, et celles de Barth et Roger ont montré que le murmure vésiculaire a des caractères tout différents du bruit glottique même affaibli.

Luton [1], cependant, adopte la doctrine de Beau, mais en y ajoutant un élément nouveau qui consiste en un renforcement du bruit glottique dans les différentes parties de l'arbre bronchique, dont la cause réside dans la tension différente du fluide aérien au niveau de chaque segment des voies respiratoires, lequel jouerait un rôle analogue au rétrécissement de la glotte.

Il est hors de doute que le bruit glottique doit nécessairement se transmettre tant par les parois des conduits aériens que par la veine aérienne elle-même jusqu'aux bronches et aux alvéoles pulmonaires, mais, d'autre part, il est d'observation courante que le bruit respiratoire normal se constate sur toute la périphérie du poumon, immédiatement sous l'oreille de l'observateur et avec des caractères différents du bruit glottique ; enfin le frottement de l'air contre les parois des voies aériennes, principalement au niveau des éperons bronchiques, doit contribuer dans une certaine mesure à la production du bruit respira-

(1) *Nouv. dict. de médecine et de chirurgie*, t. IV, Auscultation.

toire. L'origine de ce dernier est donc *complexe*, et on peut le considérer, avec Barth et Roger, comme la résultante des bruits laryngo-trachéo-bronchiques et de celui qui se produit au niveau des alvéoles pulmonaires elles-mêmes. Cette interprétation diffère peu de celle de Chauveau et Bondet et de celle de Woillez [1], et elle ne préjuge en rien du mécanisme du bruit alvéolaire : Que celui-ci résulte de la réflexion du son dans les impasses terminales, comme le veut Woillez, ou qu'il soit dû aux vibrations de la veine aérienne, qui prendrait naissance au niveau du rétrécissement terminal des plus fines bronchioles avant leur abouchement dans les infundibula, comme le suppose P. Niemeyer [2], etc., le fait clinique de l'origine mixte du murmure vésiculaire subsiste et constitue une notion importante pour l'interprétation de certains faits pathologiques.

Après avoir exploré le murmure respiratoire, il est nécessaire de rechercher les signes fournis par la voix et la toux à l'auscultation de la poitrine. La résonance de la voix, dit Laënnec [3], est à peu près nulle à l'état naturel ; en effet,

---

(1) *Traité théorique et clinique de percussion et d'auscultation.*

(2) *Loc. cit.*

(3) *Loc. cit.*, t. I, p. 83.

le tissu rare et mêlé d'air du poumon est un mauvais conducteur du son, et la mollesse des parois des bronches au delà du point où cessent leurs cartilages, les rend peu propres à produire du son.

Chez les individus sains, les vibrations vocales se transmettent mal à l'oreille, et les paroles prononcées à haute voix ne produisent qu'un murmure indistinct. Cependant, Woillez[1] remarque que la résonance du thorax est d'autant plus prononcée que la voix a une tonalité plus grave ; elle est par conséquent beaucoup plus marquée chez l'homme que chez la femme dont la voie aiguë et grêle ne retentit nullement au niveau du thorax. D'autre part, la transmission des vibrations vocales est variable pour les différentes régions de la poitrine ; elle est surtout prononcée au niveau de la région interscapulaire, c'est-à-dire aux environs de la bifurcation des bronches.

Les mêmes considérations s'appliquent à la toux, mais la valeur séméiologique du retentissement de la toux est moindre que celle des vibrations vocales ; la toux est surtout utile pour exagérer l'amplitude des mouvements respira-

(1) Woillez. *Loc. cit.*, p. 178 et suivantes.

toires et mettre ainsi en évidence des bruits anormaux, indistincts dans la respiration normale,
malgré l'existence des conditions physiques nécessaires à leur production.

AUSCULTATION DES POUMONS A L'ÉTAT PATHOLOGIQUE

Les phénomènes d'auscultation perçus à l'état
pathologique se divisent naturellement en deux
groupes : les modifications des bruits normaux
et les bruits anormaux. Nous les étudierons successivement.

1° Altérations des bruits normaux.

Elles portent sur l'intensité, le rythme et les
caractères du murmure respiratoire, et sur les
modifications des vibrations de la voix et de la
toux.

1° MODIFICATIONS DU MURMURE RESPIRATOIRE

A. INTENSITÉ. — *Respiration exagérée, hypervésiculaire, puérile*. — Elle consiste dans une
intensité plus grande du murmure vésiculaire qui
conserve cependant le caractère doux et moelleux
de la respiration normale. Elle existe à l'état phy-

siologique chez les enfants et même chez l'adulte quand le poumon fonctionne d'une façon plus active ; à l'état morbide, elle apparaît dans une moitié du thorax ou même seulement dans une certaine étendue de l'un des poumons (respiration supplémentaire), et elle est alors l'indice d'une altération à *distance* d'une partie de l'organe de la respiration. Ainsi, quand il existe un épanchement pleural considérable ou un vaste foyer lobaire, le côté sain respire davantage et donne à l'auscultation un murmure exagéré ; il en est de même pour les parties demeurées indemnes d'un poumon affecté d'une lésion tuberculeuse, ou d'une maladie quelconque capable de rendre le parenchyme imperméable à l'air sur une grande étendue.

Affaiblissement et abolition du murmure respiratoire. —Le murmure respiratoire est affaibli dans tous les cas où l'expansion pulmonaire est diminuée par une cause quelconque, soit que l'accès de l'air soit entravé par un rétrécissement du larynx ou des bronches, soit que l'élasticité de l'organe soit diminuée, comme dans l'emphysème, soit que le poumon soit devenu partiellement imperméable à l'air, comme dans la phtisie au premier degré, soit enfin que l'excursion thoracique soit limitée, par le fait d'un météorisme abdominal très prononcé, d'une névralgie intercostale, d'une pleurodynie, etc.

Parfois l'affaiblissement du murmure respiratoire est dû simplement à une *transmission* insuffisante, c'est ce qui arrive chez les sujets obèses ou fortement musclés, ou encore dans les cas d'épanchements pleurétiques légers ; encore ici le mécanisme du phénomène est complexe, et on doit tenir compte de l'affaissement des alvéoles pulmonaires sous-jacentes à l'épanchement.

Le murmure respiratoire disparaît complètement quand une partie du poumon est devenue totalement imperméable à l'air par le fait d'une pneumonie au stade d'hépatisation, d'une infiltration tuberculeuse, d'un épanchement liquide ou gazeux de la plèvre, ou encore quand l'obstruction d'une bronche principale empêche l'air d'y pénétrer. Suivant les cas, on constate un silence respiratoire absolu ou bien le murmure normal est remplacé par un souffle ou des bruits anormaux.

B. RYTHME. — *Fréquence.* — Le chiffre des respirations dans une minute est en moyenne de 44 chez le nouveau-né, de 26 chez l'enfant, de 16 à 18 chez l'adulte et chez le vieillard[1]. A l'état

(1) Beaunis. *Nouveaux éléments de physiologie humaine.*

morbide, il peut s'élever à 60, 80 et plus, ou s'abaisser au contraire dans une forte proportion. La fréquence de la respiration ne se mesure pas en général par l'auscultation, mais elle se constate aisément par la simple inspection.

Régularité. — Les mouvements respiratoires peuvent être irréguliers : tantôt accélérés, tantôt ralentis, entremêlés de pauses plus ou moins longues ou se succédant avec une amplitude différente. Dans les affections cérébrales et méningées, à la dernière période de l'asystolie, on observe fréquemment un rythme respiratoire particulier connu sous le nom de respiration de Cheyne-Stokes; c'est une série. de mouvements respiratoires de plus en plus amples auxquels succèdent des respirations à leur tour régulièrement décroissantes jusqu'à un arrêt complet (*pause*) à la suite duquel le même cycle se reproduit avec les caractères précités.

L'irrégularité peut porter non plus sur l'ensemble des mouvements respiratoires, mais sur un seul des deux temps de la respiration ; au lieu qu'à l'état normal le murmure vésiculaire est égal et ininterrompu pendant toute la durée de l'inspiration ou de l'expiration, celles-ci, l'inspiration surtout, peuvent devenir entrecoupées et se faire en quelque sorte successivement ; *l'inspiration saccadée* se rencontre surtout aux sommets des poumons dans la tuberculose commençante ; elle est liée à l'inflammation catarrhale de certaines bronchioles dans lesquelles l'air circule plus dif-ficilement que dans les parties voisines restées saines, de telle sorte que l'accès de l'air dans les lobules correspondants est retardé et l'inspiration se fait ainsi en plusieurs temps. Cette inspiration saccadée *locale* ne sera pas confondue avec celle qui s'observe chez les personnes respirant d'une façon inégale, celle-ci est *généralisée* et disparaît quand la respiration est devenue profonde et régulière.

Durée. — Les rapports normaux de durée qui existent normalement entre les deux temps de la respiration peuvent être renversés et le bruit expiratoire qui, à l'état physiologique, est plus court que celui de l'inspiration, peut prendre une durée supérieure à celle de ce dernier : c'est ce qui constitue l'*expiration prolongée.*

Ce phénomène est tantôt localisé, tantôt étendu à une grande partie du thorax; il s'explique par l'existence d'obstacles à la sortie de l'air et il est synonyme de catarrhe bronchique. Quand l'expiration prolongée siège exclusivement aux sommets pulmonaires, elle constitue un symptôme précoce non de l'infiltration tuberculeuse elle-même, mais de l'inflammation des petites bronches qui la précède ou l'accompagne.

C. Caractères. — *Respiration rude.* — Au point de vue acoustique, elle représente une sorte d'intermédiaire entre la respiration soufflée et la respiration hypervésiculaire dont elle diffère pa: son timbre plus sec et plus rugueux. Elle se produit quand le frottement de l'air contre la muqueuse bronchique est accru par les inégalités de cette dernière, quand le poumon a perdu son élasticité et sa souplesse ou encore quand l'affaiblissement du murmure vésiculaire laisse percevoir avec plus de netteté le bruit bronchique. La rudesse de la respiration se produit pendant les deux temps de la respiration, dans la tuberculose au début, la première période de la bronchite, etc., ou durant un seul, comme dans l'emphysème, où l'inspiration est rude et sèche, l'expiration souvent prolongée.

Respiration bronchique. Souffles. — Nous avons vu que le bruit respiratoire normal est constitué par deux éléments : le murmure vésiculaire et le bruit laryngo-trachéo-bronchique. Celui-ci a son maximum au niveau du larynx, à l'auscultation duquel, on perçoit un bruit rude que l'on peut comparer à celui qu'on obtient en soufflant

dans un stéthoscope ; il s'entend aussi le long de
la trachée, mais il disparaît au niveau des poumons, sauf tout à fait à la partie supérieure de
l'espace interscapulaire où il parvient encore
à l'oreille quoique notablement affaibli. Partout ailleurs dans la poitrine, l'auscultation ne
fait entendre qu'un murmure doux et moelleux ;
là en effet, le souffle se mélange intimement avec
le murmure vésiculaire et en outre le parenchyme
pulmonaire perméable à l'air est un mauvais
conducteur du son et se prête mal à la transmission du souffle bronchique jusqu'à la paroi thoracique.

Supposons au contraire le poumon privé d'air,
condensé et transformé en un tissu compact, soit
par le fait d'une exsudation coagulable ou d'une
néoformation tuberculeuse ou autre, soit par
suite de la compression exercée par un épanchement pleurétique, le murmure vésiculaire fera
défaut et le souffle bronchique, transmis par un
milieu solide ou liquide, bon conducteur du son,
parviendra à l'oreille avec une parfaite netteté.

Si maintenant, dans un poumon ainsi solidifié,
il existe sur le trajet des bronches, une cavité suffisamment vaste, contenant de l'air et offrant
intérieurement une paroi lisse capable de réfléchir
les ondes sonores, cette cavité jouera le rôle

d'une caisse de résonnance qui pourra modifier dans une certaine mesure la tonalité, le timbre et l'intensité des souffles.

Ainsi le mécanisme de ceux-ci se résume dans les deux faits suivants : d'une part l'*abolition du murmure vésiculaire*, de l'autre la *transmission directe du bruit bronchique* jusqu'à l'oreille, conditions qui résultent toutes deux d'un même état physique du parenchyme pulmonaire.

L'existence d'une excavation est un fait contingent et on peut en dire autant des autres facteurs, tels que l'élargissement des bronches, la force et la vitesse plus grandes du courant aérien, la proximité du point où se produit le bruit anormal, l'étendue de la lésion, etc., qui ont été invoqués pour expliquer la production et le renforcement des souffles[1]. Toutes ces causes peuvent modifier plus ou moins l'intensité du souffle, mais elles sont impuissantes à le faire naître.

Les souffles bronchiques doivent être étudiés au point de vue de leur siège, du moment où ils se produisent, de leurs qualités physiques, enfin de leur valeur séméiologique.

On peut observer des souffles dans toutes les régions de la poitrine; mais si, dans certaines

(1) Barth et Roger. *Loc. cit.*

affections telles que la pneumonie, ils siègent indifféremment en avant et en arrière, au sommet et à la base ; il est des cas où leur localisation offre une très grande importance clinique ; dans la pleurésie, le souffle est rare au sommet, sur les parties latérales et à la région antérieure, il siège le plus ordinairement en arrière, vers le milieu de la poitrine, c'est-à-dire à la limite supérieure de l'épanchement ; dans la phtisie pulmonaire, il est fixe, bien circonscrit et en général localisé aux sommets des poumons.

Le souffle peut exister aux deux temps de la respiration ou à un seul et dans ce cas il se produit pendant l'expiration (*expiration soufflée*). On a peine à comprendre de prime abord, d'après la théorie des souffles, que l'expiration soit seule soufflée à l'exclusion de l'inspiration ; la chose cependant s'explique aisément ; si l'on suppose le cas d'une exsudation demi-fluide (pneumonie au début) remplissant en partie les alvéoles pulmonaires, celles-ci seront capables néanmoins de recevoir une certaine quantité d'air pendant l'inspiration et par conséquent le murmure inspiratoire continuera à être perçu quoique moins intense que normalement. Au contraire, pendant l'expiration, les alvéoles revenant sur elles-mêmes expulsent l'air qu'elles contiennent, et cela d'autant plus rapidement qu'il est en moindre quantité ; il en résulte qu'à peine l'expiration commencée, le parenchyme pulmonaire sera transformé en un tissu compact et privé d'air, d'où abolition du murmure vésiculaire expiratoire, transmission facile du souffle bronchique et expiration soufflée.

Le souffle est tantôt intense et sonore, tantôt plus faible (respiration soufflée), tantôt encore doux, voilé, lointain ; sa tonalité est grave (souffle en A, en O, en OU) ou aiguë (en I) ; enfin dans certains cas, il présente un timbre métallique particulier. Ces différentes variétés de souffle ont reçu des dénominations consacrées par l'usage : le souffle *tubaire* et le souffle *caverneux* sont des souffles graves, éclatants, qu'on peut imiter en soufflant à travers un stéthoscope ; le souffle amphorique rappelle le son obtenu en soufflant dans un arrosoir vide de grandes dimensions, c'est un souffle très grave à timbre métallique, enfin le souffle *nasonné* est un souffle aigu parfois chevrotant, généralement très doux et avec un caractère d'éloignement bien marqué.

Cliniquement les souffles s'observent dans les deux circonstances suivantes :

1° Quand le poumon est devenu complètement imperméable à l'air par le fait d'une compression exercée par un épanchement pleurétique ou par une infiltration des alvéoles par un exsudat pneumonique, une production tuberculeuse ou tout autre processus analogue;

2° Quand il existe un épanchement gazeux dans la plèvre ou une cavité remplie d'air dans le poumon, à condition que dans les deux cas il y ait communication avec une bronche et dans le fait d'une excavation, que celle-ci soit superficiellement placée et entourée d'un parenchyme induré.

Les souffles présentent dans ces différents états physiques du poumon des caractères spéciaux, mais qui n'ont rien de pathognomonique. Le souffle voilé et lointain de la pleurésie se retrouve dans certaines pneumonies catarrhales, principalement chez l'enfant, et dans la pleurésie elle-même on peut observer à sa place soit un silence respiratoire complet, soit un souffle tubaire, soit même, comme je l'ai vu dans un cas, un souffle amphorique; c'est que, dans l'évolution d'un même épanchement, l'état du poumon ne reste pas constamment semblable à ce qu'il était au début; quand l'épanchement est encore peu considérable, la suppression du murmure vésiculaire et l'interposition d'une nappe liquide peuvent faire apparaître un souffle bronchique grave et sonore, très voisin du souffle tubaire de la pneumonie;

plus tard le liquide augmente, comprime le poumon et aplatit les tuyaux bronchiques ; la colonne aérienne conserve sa hauteur, mais diminue de calibre ; le souffle devient plus aigu et le refoulement du poumon lui donne ce caractère doux et lointain qu'on a coutume d'attribuer au souffle pleurétique ; enfin, plus tard encore, quand l'épanchement remplit toute la poitrine, que le poumon est devenu imperméable à l'air et ne respire plus, que les bronches sont effacées, le souffle disparaît pour faire place à un silence respiratoire complet. Mais cette interprétation, plus théorique que clinique, ne peut s'appliquer qu'à un certain nombre de cas et dans bon nombre de pleurésies à faible épanchement, on constate soit du silence respiratoire, soit un souffle aigu, voilé et lointain. C'est qu'il est ici un certain nombre d'autres facteurs tels que l'obstruction des bronches par un exsudat épais, des adhérences pleurales antérieures bridant le poumon et l'empêchant d'obéir à sa rétractilité, etc., qui suffisent à modifier complètement la physionomie des signes d'auscultation et dont il n'est pas possible de soupçonner l'existence à l'avance.

Le souffle tubaire n'est pas davantage caractéristique de la pneumonie, il s'observe encore dans des indurations pulmonaires de toute autre nature, notamment dans l'infiltration tuberculeuse ; réciproquement il est des pneumonies du sommet où on constate un souffle intense, accompagné de gargouillement, qui simule à s'y méprendre les symptômes d'une vaste excavation auxquels, pour achever la confusion, on peut voir s'ajouter du tympanisme et un bruit de pot fêlé.

Ainsi la constatation d'un bruit de souffle ne saurait conduire directement au diagnostic ; ici, comme dans toutes les méthodes physiques d'exploration médicale, il faut déduire du symptôme, l'état de l'organe qui l'engendre et de l'ensemble des indications recueillies, remonter à leur cause véritable.

2° MODIFICATIONS DE LA RÉSONANCE DE LA VOIX

La recherche de la résonance de la voix est utilisée fréquemment pour compléter ou corroborer les renseignements fournis par l'auscultation de la respiration. Peu prononcée à l'état physiologique, elle présente des modifications variées d'intensité, de tonalité et de timbre, suivant que le poumon est condensé, qu'il renferme des cavités remplies d'air, pouvant jouer le rôle d'une caisse de résonance, ou enfin, qu'il existe dans la plèvre un épanchement liquide interposé entre l'oreille et le point où viennent expirer les vibrations vocales qui se produisent à la partie supérieure de l'arbre aérien. Il s'agit là, comme pour les souffles, d'un simple phénomène de transmission ; les principales modifications de la voix sont les suivantes :

A. Exagération des vibrations vocales. Bronchophonie. Pectoriloquie. — Ces dénominations correspondent à une progression ascendante d'un seul et même phénomène qui n'est autre chose qu'un retentissement plus marqué de la voix à travers la paroi thoracique. L'exagération des vibrations vocales existe normalement dans la partie supérieure de la région interscapulaire du côté droit ; elle n'acquiert de valeur clinique, quand on la constate à ce niveau, que lorsqu'elle est très marquée ; partout ailleurs, elle indique une densité plus grande du parenchyme pulmonaire (tubercules, pneumonie, cancer, etc.) et sa signification diagnostique est la même que celle de la respiration rude ou du souffle bronchique, avec lesquels elle coïncide généralement.

Le terme de pectoriloquie est réservé par un certain nombre d'auteurs à un retentissement vocal intense consécutif à la présence de cavernes à parois lisses capables de réfléchir les ondes sonores et de donner lieu à une consonance telle, que la voix semble sortir directement de la poitrine. Comme le même phénomène peut se rencontrer dans le cas de simples indurations du tissu pulmonaire, il n'y a aucune raison pour séparer la pectoriloquie de la bronchophonie ; celle-là n'est, en somme, qu'un degré plus intense de celle-ci.

B. Voix amphorique. — Elle est semblable au son obtenu en parlant à l'orifice d'une cruche vide de grande dimension ; c'est une bronchophonie à timbre métallique. Cliniquement, elle s'observe dans les cas de vastes cavernes à parois lisses et tendues, entourées d'une parenchyme dense, bon conducteur du son. Ces conditions sont identiques à celles qui réalisent le souffle amphorique.

C. Égophonie. — L'égophonie est une résonance particulière de la voix, qui présente une tonalité aiguë et un caractère tremblotant. On l'a comparée au bêlement d'une chèvre ou au son obtenu quand on parle en tenant un jeton entre les dents. Elle s'observe dans les épanchements liquides de la plèvre, principalement à la limite supérieure de l'épanchement où il n'existe qu'une lame liquide assez mince, interposée entre le

poumon et la paroi thoracique. Laënnec l'attribuait à la résonance de la voix dans les rameaux
bronchiques aplatis, et à sa transmission à travers une lame de liquide mince et tremblotante;
en effet, appliquant une vessie à demi pleine
d'eau sur la région interscapulaire d'un jeune
homme qui présentait en ce point une bronchophonie naturelle très marquée, la voix transmise
à travers ce liquide lui parut devenir plus aiguë
et légèrement tremblotante, quoique d'une manière moins marquée que l'égophonie qui accompagne un épanchement pleurétique [1]. Pour
d'autres auteurs (Guttmann), l'égophonie prend
naissance dans les bronches aplaties mais non
encore complètement comprimées, dont les parois
acquièrent un mouvement tremblotant sous l'influence des ondes sonores et transmettent leur
ébranlement à la couche liquide, peu épaisse, de
la plèvre. En réalité, l'égophonie est un phénomène complexe mais qui se montre à l'analyse,
constitué par une résonance vocale *exagérée*, de
tonalité élevée et douée d'un *caractère saccadé*
et tremblotant. Les explications que l'on a données de ce chevrotement particulier ne sont pas,
on vient de le voir, absolument satisfaisantes;
quant à l'exagération des vibrations vocales, elle

(1) *Loc. cit.*, I. p, 38.

est la conséquence naturelle de la condensation du poumon comprimé par l'épanchement ; enfin, la hauteur du son correspond à la tonalité du souffle pleurétique ; toutes deux résultent de l'aplatissement des tuyaux bronchiques, et par suite de la diminution du calibre de la colonne aérienne vibrante, qui élève nécessairement le son.

3° MODIFICATIONS DE LA RÉSONANCE DE LA TOUX

La toux donne lieu à des phénomènes d'auscultation analogues à ceux de la voix ; elle est transmise avec plus de force par un parenchyme condensé que par le poumon aéré, et elle peut prendre, comme la voix, au niveau des cavernes pulmonaires, un retentissement métallique. Mais on a vu que la toux *volontaire* est surtout utilisée pour mettre en évidence des phénomènes qui n'apparaîtraient pas dans la respiration ordinaire ; elle agit, dans ces cas, soit en exagérant l'amplitude des mouvements respiratoires, soit en déplaçant des mucosités, plus ou moins épaisses, qui encombraient les bronches ou les cavités pathologiques creusées dans le poumon.

2° **Bruits anormaux de la respiration.**

Ils comprennent deux sortes de bruits :

1° Des bruits intrapulmonaires, ou *râles*, déterminés pendant la respiration par la présence d'exsudats plus ou moins fluides dans les bronches ou le parenchyme pulmonaire ;

2° Des bruits extrapulmonaires ou pleuraux.

1° RALES [1]

La question des râles, singulièrement obscurcie par une terminologie confuse, est, au fond, d'une grande simplicité, si l'on veut se borner à une conception purement clinique des phénomènes, sans attacher une importance exagérée aux détails théoriques et aux discussions anatomiques et physiques auxquelles elle peut donner lieu.

L'oreille distingue aisément les bruits dus à la vibration de corps solides ou gazeux, de ceux qui sont produits par un liquide, ou par un mélange de gaz et de liquides ; aussi peut-on reconnaître dès l'abord deux sortes de râles : les *râles secs* et les *râles humides*, les premiers, comparables à

. (1) Ce chapitre est emprunté pour la plus grande partie aux *Leçons cliniques* de M. Bernheim. *Revue médicale de l'Est*, 1878.

un sifflement, au son d'une corde de basse, à un craquement, une crépitation, etc., les autres, au bruit de bulles gazeuses éclatant à la surface d'une nappe liquide.

Une affection vulgaire et d'une observation facile nous fournit des exemples des uns et des autres et permet d'en étudier le mécanisme. A la première période du coryza, la muqueuse pituitaire, normalement lisse et unie, se tuméfie et se couvre d'un exsudat visqueux, peu abondant ; la respiration, tout à l'heure douce et silencieuse, devient sèche et rugueuse par le frottement de la colonne aérienne contre une paroi irrégulière et inégale ; puis bientôt l'hypertrophie inflammatoire de la muqueuse gêne le passage de l'air, en même temps que la sécrétion augmente et se concrète en lamelles flottant dans la cavité nasale ; on perçoit alors des râles secs dus au passage de l'air dans un conduit rétréci, ou au déplacement de particules solides ; ce sont des ronflements, des sibilances, des craquements de toutes sortes. Enfin, le coryza arrive à sa troisième période : la sécrétion nasale devient plus fluide, l'air la traverse en éclatant sous forme de bulles, en produisant des râles humides ou bullaires.

Les mêmes phénomènes se passent dans l'inflammation de la muqueuse bronchique, en vertu d'un processus anatomique identique ; à la respiration rude du début font place des râles secs de toutes sortes auxquels s'ajouteront plus tard des râles humides, comme dans le cas précédent.

A. — Les râles secs résultent des conditions les plus diverses ; tantôt c'est la colonne d'air qui, passant à travers les orifices étroits constitués par le mucus et l'épaississement de la muqueuse, produit une note sifflante plus ou moins grave, ou aiguë ; tantôt ce sont des lamelles de mucus qui, agitées par l'air, vibrent à la façon d'un drapeau et font entendre une sorte de claquement ; tantôt ces lamelles, frottant l'une contre l'autre, déterminent une sorte de craquement sec ; d'autres fois encore, c'est une crépitation, un pétillement, etc. Tous ces bruits divers, qui se combinent dans certains cas pour former un véritable *bruit de tempête*, sont, par leur variété, impossibles à classer ; on les confond sous le nom générique de râles secs, et on se borne à en distinguer les deux modalités les plus communes, qui sont : le *râle ronflant* ou *grave* (Rhonchus) et le *râle sibilant* ou *aigu* (Sibilances).

Le râle ronflant rappelle le son d'une corde de basse ; il prend naissance dans les grosses et les moyennes bronches ; le râle sibilant ressemble à

un bruit de sifflet, il se produit en général dans
les petites bronches, mais il peut aussi avoir pour
siège les grosses bronches quand le calibre de
celles-ci est suffisamment amoindri pour offrir une
résistance considérable au courant aérien.

B. — Entre les râles secs que nous venons de
décrire et les râles humides tels que ceux qui se
produisent à la période de coction de la bronchite,
la différenciation est facile, mais on ne peut en
dire autant de tous les râles, et il en est dont le
caractère *sec* ou *humide* est assez peu nettement
défini pour qu'on ne sache exactement dans
quelle catégorie les classer. Le plus important de
ces *râles de transition* est le *râle crépitant*, dont
la netteté et la valeur séméiologique nécessitent
une description spéciale. Il consiste dans une crépitation fine, constituée par une quantité innom-
brable de petits bruits secs, tous égaux entre eux,
qui éclatent par bouffées au moment de l'inspiration seulement, et qui donnent l'impression d'une
mèche de cheveux froissée entre les doigts ou de
la décrépitation du sel projeté sur des charbons
ardents. Ce râle n'est pas influencé ni par la toux
ni par l'expectoration comme les râles bullaires
en général ; aussi lui assigne-t-on une origine différente, et il est généralement admis qu'il est dû au

déplissement, pendant l'inspiration, des alvéoles pulmonaires dont les parois étaient agglutinées par un exsudat visqueux. Il s'observe presque exclusivement dans la pneumonie, au niveau des parties engouées, là où les alvéoles, remplies par un exsudat en grande partie fibrineux, ont leurs parois accolées, mais encore susceptibles de se séparer dans les inspirations profondes. Il disparaît quand l'hépatisation est devenue complète et que le poumon, solidifié par la coagulation de l'exsudat, est absolument imperméable à l'air inspiré.

Laënnec considérait le râle crépitant comme caractéristique de la pneumonie franche : « Il existe toujours, dit-il, dès les premiers instants de la maladie et il n'a lieu dans aucun autre cas, si ce n'est l'œdème du poumon et l'engorgement hémoptoïque, affections bien faciles d'ailleurs à distinguer de la pneumonie... [1]. » Cruveilhier, au contraire, le regardait comme un signe de nulle valeur, prétendant qu'il peut manquer dans la pneumonie ou se montrer dans des affections différentes [2]. La vérité est entre ces deux opinions extrêmes, en ce sens que le râle crépitant est un signe important, mais non pathognomonique, de la pneumonie.

(1) Laënnec. *Loc. cit.*, p. 518, t. I.
(2) Cruveilhier. *Revue médicale*, février 1830.

D'abord il peut faire défaut pendant toute la durée de l'affection : ainsi sur un total de 50 observations, déduction faite de deux cas qui n'ont pu être suivis que durant un jour, Vitoux[1] a vu six fois (12 p. 100) le râle crépitant remplacé par des râles sous-crépitants. Il s'agissait cependant dans tous ces faits, de pneumonies franches, chez des adultes forts et vigoureux. L'auteur pense que dans ces cas, il existait simultanément du catarrhe bronchique et que la présence d'un liquide dans les bronches donnait lieu à des râles humides transmis nettement à l'oreille grâce à l'induration du parenchyme pulmonaire et masquant ainsi le râle crépitant.

D'autre part, les conditions physiques nécessaires à la genèse du râle crépitant sont réunies dans d'autres affections que la pneumonie; tels sont l'œdème et la congestion active ou passive des poumons. Mais il faut reconnaître que généralement, dans ces cas, la crépitation est moins nette et moins sonore, grâce à la faible conductibilité de l'air contenu dans le parenchyme pulmonaire.

C. — Les râles humides ou bullaires appelés

(1) *Du son tympanique et du râle crépitant dans la pneumonie*, thèse de Nancy, 1887.

encore *râles muqueux* sont déterminés par des bulles d'air qui éclatent dans un liquide. Ils se produisent soit à l'inspiration seulement, soit aux deux temps de la respiration : ils peuvent disparaître à la suite de la toux, par le déplacement du liquide où ils prennent naissance. Ces râles retentissent plus ou moins à l'oreille suivant l'état physique du parenchyme pulmonaire : lorsque les alvéoles ne contiennent plus d'air, qu'elles sont solidifiées par un exsudat ou aplaties par compression, le tissu du poumon les transmet avec toute leur netteté : c'est le râle muqueux sonore ou *râle sous-crépitant*. Au contraire quand l'affection est exclusivement localisée aux bronches et que le poumon lui-même a conservé sa perméabilité, les râles bullaires n'arrivent à l'oreille qu'à travers un milieu gazeux, mauvais conducteur du son, et ils ont alors un timbre sourd et étouffé : ce sont les *râles muqueux proprement dits* ou râles humides non sonores.

Les râles muqueux se divisent suivant leur volume en râles fins ou à fines bulles, râles à bulles moyennes, râles à grosses bulles : ces derniers ne se produisent que dans les grosses bronches et la trachée, le râle à bulles moyennes peut exister dans les bronches de gros et de moyen calibre, les râles à fines bulles se produisent dans toutes les bronches, mais particulièrement dans les petites.

Le râle sous-crépitant se rencontre dans les indurations du tissu pulmonaire quelles que soient leur cause : congestion du poumon, infiltration tuberculeuse, pneumonie, etc. Au lieu de siéger dans les tuyaux bronchiques, il peut prendre naissance dans des excavations pathologiques creusées dans le parenchyme pulmonaire, à la condition qu'elles communiquent avec une bronche, qu'elles soient suffisamment superficielles et qu'elles soient entourées de tissu sclérosé capable de transmettre les bruits cavitaires avec intensité. Comme le râle muqueux ordinaire, le râle sous-crépitant est à bulles fines, moyennes ou grosses : caractères auxquels correspondent les dénominations de craquements humides, ou simplement râles sous-crépitants, râles cavernuleux, râles caverneux, gargouillement.

Ces termes consacrés par l'usage supposent que les bulles les plus volumineuses se produisent habituellement dans les cavernes, ce qui n'est pas toujours le cas.

Cliniquement, on constate le râle sous-crépitant dans un grand nombre d'affections pulmonaires. On le perçoit après la résorption des épanchements pleurétiques (râle de retour de la pleurésie), grâce à la congestion pulmonaire consécutive à l'inflammation pleurale. On sait, en effet, que longtemps après la résorption du liquide, le poumon reste condensé, plus ou moins imperméable et carnifié.

On le constate encore dans la pneumonie, parfois, comme nous l'avons vu, au début et pendant la période d'hépatisation, le plus ordinairement pendant et après la défervescence (râle de retour de la pneumonie). Cependant, le râle de retour de la pneumonie n'est pas toujours un râle sous-crépitant, mais un véritable râle crépitant comme celui de la période d'engouement; sur trente-deux malades Vitoux [1] n'a constaté que quatre fois l'absence du râle crépitant à la période de résolution; dans tous les autres cas, il existait concurremment avec des râles sous-crépitants, deux fois même le râle crépitant a été constaté *seul* jusqu'au quinzième et même jusqu'au trentième jour. Il faut nécessairement ici que le processus ait été limité aux alvéoles et aux bronchioles terminales sans qu'il y ait eu de sécrétion bronchique.

La tuberculose au début, s'accompagne fréquemment de râles sous-crépitants liés au catarrhe bronchique concomitant. Ils s'observent principa-

(1) Thèse citée.

lement aux sommets et sont d'ordinaire désignés, dans le cas particulier, sous le nom de *craquements humides*. Plus tard, à la période de ramollissement et d'excavation, les râles, de plus gros volume en général (râles cavernuleux, râles caverneux, gargouillements), s'accompagnent de souffle tubaire ou de souffle caverneux.

Les râles et le souffle caverneux ne sont pas caractéristiques d'une excavation; ils peuvent se produire dans les grosses bronches et la trachée et parvenir à l'oreille avec une intensité égale, grâce à la présence d'un parenchyme condensé, ainsi qu'on l'observe dans certains cas de pneumonie du sommet. On peut présumer l'existence d'une excavation, quand ces signes sont constatés dans une région éloignée des grosses bronches, qu'ils sont nettement circonscrits et superficiels, que les bulles sont volumineuses ou inégales ; mais quand il s'agit de râles plus fins, le diagnostic entre une induration et une cavité est souvent presque insoluble.

D. — Reste une dernière catégorie de râles, qui prennent par suite de certaines conditions physiques un timbre métallique.

Le râle *amphorique* est un râle humide sonore identique comme timbre au souffle amphorique.

Comme celui-ci, il se produit dans une cavité (caverne pulmonaire ou pneumothorax) remplie d'air et présentant des parois lisses, capables de réfléchir également et régulièrement les ondes sonores.

Le *tintement métallique*, confondu par Laënnec avec le retentissement amphorique des râles, de la voix, de la toux et de la respiration, se rencontre également dans les excavations pulmonaires et dans le pneumothorax. C'est un bruit tout particulier, argentin, analogue à celui que rend une coupe de cristal dans laquelle on laisserait tomber un grain de plomb. Ce bruit est tantôt unique, tantôt formé de plusieurs éclats successifs ; il se montre principalement pendant l'inspiration, mais il n'est pas toujours isochrone aux mouvements respiratoires. La toux le met en évidence ou le rend plus appréciable.

On admet généralement que le tintement métallique n'est autre chose qu'un râle sous-crépitant qui *consonne* dans une cavité spacieuse renfermant de l'air. Il n'est pas nécessaire que le râle siège dans la cavité elle-même, il peut se produire dans une bronche s'ouvrant dans cette cavité. Il n'est pas nécessaire non plus que la bronche communique avec cette cavité, mais celle-ci peut donner un timbre musical aux bruits qui se passent dans son voisinage, ainsi que

Béhier [1] l'a démontré par l'expérience suivante :
il prend un de ces ballons en caoutchouc vulca-
nisé qui servent de jouet aux enfants et le main-
tient immergé en partie dans une eau de savon
un peu épaisse, puis à l'aide d'un chalumeau il
insuffle dans cette eau des bulles d'air de façon
à les faire éclater contre la surface du ballon :
l'oreille appliquée sur celui-ci perçoit nettement
un tintement métallique simple ou saccadé suivant
que les bulles d'air sont isolées ou multiples.

Tels sont, avec leurs causes physiques et organiques, les râles que l'on peut percevoir à l'auscultation du thorax, ils peuvent se résumer dans
le tableau suivant :

1° RALES SECS. { à timbre aigu : sibilances, piaulements, etc.
{ à timbre grave : rhonchus, craquements secs, etc.

2° RALES DE TRANSITION : râle crépitant.

3° RALES HU-MIDES . . .
— non sonores. (muqueux) : fins. — moyens. — à grosses bulles.
— sonores . . . : fins . . . . . râles sous-crépi-tants. — Craquements hu-mides (dans la tuberculose).
— moyens . . . râle cavernuleux.
— gros . . . . . { râles caverneux. gargouillements.

4° RALES A TIMBRE MÉTALLIQUE . . . . { râles amphori-ques. tintement métal-lique.

(1) *Conférences de clinique médicale*, Pneumothorax.

2° BRUITS EXTRA-PULMONAIRES OU PLEURAUX

A. BRUIT DE FROTTEMENT DE LA PLÈVRE. — C'est
tantôt une sorte de frôlement doux, plus souvent
un bruit rude, saccadé, que l'on perçoit tantôt aux
deux temps de la respiration, tantôt seulement
à la fin de l'inspiration et au commencement de
l'expiration. Il se distingue des râles, d'abord par
ses caractères acoustiques, par la sensation tactile qui l'accompagne, enfin parce qu'à l'inverse
des râles, il n'est pas modifié par la toux. Il est
généralement admis qu'il est, comme son nom
l'indique, produit par une friction de la plèvre
pulmonaire contre la plèvre costale, toutes deux
enflammées: on l'observe rarement au début de
la pleurésie parce que d'une part les plèvres à cette
période sont rarement suffisamment rugueuses
pour engendrer un bruit, et que d'autre part, en
raison de la douleur de côté, la respiration est
généralement superficielle; il n'apparaît pas davantage quand l'épanchement est constitué et il ne
se montre qu'après la résorption de l'exsudat.

Cette théorie est passible, d'après Lasègue [1],

(1) *La technique de l'auscultation pulmonaire*. Paris, 1881.

de nombreuses objections : « Les fausses membranes qui persistent après la résolution de l'épanchement donnent-elles lieu à un bruit de frottement? Ce bruit n'est-il pas dû à une lésion secondaire des extrémités bronchiques qui confinent plus ou moins à la plèvre et n'est-ce pas parce qu'il est plus superficiel que d'autres râles qu'on en a fait une espèce distincte? Autant de problèmes fréquemment soulevés, imparfaitement résolus. »

B. Bruit de flot ou de fluctuation thoracique (succussion hippocratique). — Ce phénomène s'observe dans les cas où il existe à la fois, de l'air et du liquide dans la cavité pleurale (hydro et pyopneumothorax); pour l'obtenir, il suffit de faire asseoir le malade sur son lit et de l'engager à remuer lui-même brusquement le tronc, pendant qu'on l'ausculte : on perçoit ainsi une sorte de cliquetis, de clapotement bref à timbre métallique analogue à celui qu'on détermine en agitant une carafe à demi remplie d'eau.

Le bruit de flot ne se rencontre qu'exceptionnellement dans les excavations pulmonaires; celles-ci, en effet, présentent rarement des dimensions suffisantes, et de plus le liquide qu'elles contiennent n'est pas assez fluide et assez mobile pour se déplacer facilement dans les mouvements imprimés au sujet.

C. Bruit de glou-glou du pneumothorax. — Variot[1] a décrit sous ce nom, un bruit constitué par la succession de trois ou quatre grosses bulles, qui éclatent'avec un timbre cavitaire et qui simulent le glou-glou aspiratif d'une bouteille qui se vide. Ce bruit se produit dans certains cas de pneumothorax avec épanchement liquide et il suffit, pour provoquer son apparition, de faire exécuter au malade, avec une certaine brusquerie, des mouvements alternatifs de flexion à angle droit et d'extension du tronc. Il résulte évidemment du déplacement alternatif des gaz et des liquides contenus dans la plèvre et il est probable qu'il est dû au cloisonnement de la plèvre par des adhérences, qui la divisent en loges irrégulières communiquant entre elles par des orifices étroits. Dans la position debout, les gaz occupent les compartiments supérieurs ; dans la position fléchie, le liquide gagne les logettes occupées primitivement par les gaz et inverse-

---

(1) Revue de médecine, 1882. *Du bruit de glou-glou provoqué dans certains cas de pneumothorax, par les mouvements alternatifs de flexion et de redressement du tronc.*

ment, de telle sorte que les bulles gazeuses peuvent éclater en traversant les orifices de communication pendant cette substitution réciproque des gaz et des liquides.

CHAPITRE II

AUSCULTATION DU LARYNX
ET DE LA TRACHÉE

L'auscultation du larynx et de la trachée ne fournit que peu d'indications utiles au diagnostic, d'abord parce que les bruits anormaux qu'elle révèle sont souvent perçus à distance avec une égale netteté, ensuite parce que les affections trachéo-laryngées se manifestent, en dehors de l'auscultation, par d'autres symptômes infiniment plus caractéristiques ; aussi serons-nous bref sur ce chapitre.

A l'état normal, le stéthoscope appliqué sur le larynx et la trachée, fait entendre aux deux temps de la respiration un souffle assez rude et de tonalité grave ; la voix et la toux offrent une résonnance caverneuse et sont perçues avec une grande intensité.

Les phénomènes observés *à l'état pathologique* résultent de conditions physiques très diverses qui peuvent se ramener à trois : la sécheresse et l'inégalité de la muqueuse, le rétrécissement du canal aérien, la présence de mucosités ou de corps étrangers plus ou moins libres dans la cavité trachéo-laryngée.

Le bruit respiratoire devient *plus rude et plus rapeux* quand la muqueuse est sèche, qu'elle a perdu son poli, qu'il existe des ulcérations à sa surface ou encore quand il existe des obstacles plus ou moins considérables au passage du fluide aérien.

Les *sibilances* et les *ronchus* sont l'indice d'un rétrécissement notable des voies aériennes : ces râles secs, d'intensité variable et de timbre presque musical, peuvent s'entendre, soit aux deux temps de la respiration, soit pendant un seul, principalement pendant l'inspiration ; on les observe dans certains cas de tumeurs laryngées, dans le spasme et l'œdème de la glotte, dans le croup, les végétations du larynx, la compression de la trachée, etc., etc.

La présence de mucosités dans le larynx et la trachée donne lieu à des *râles humides à grosses bulles,* semblables au râle caverneux.

Enfin on constate parfois des bruits particuliers difficiles à classer : tels sont le *bruit de drapeau* dû à l'existence de fausses membranes agitées par le courant aérien et qu'on rencontre dans le croup et *le bruit de grelot*, qui donne l'impression d'un corps oscillant constamment pendant les mouvements de la respiration et qui a été observé dans des cas de corps étrangers mobiles dans la trachée.

CHAPITRE III

AUSCULTATION DE L'APPAREIL CIRCULATOIRE

AUSCULTATION DU CŒUR

AUSCULTATION DU CŒUR A L'ÉTAT PHYSIOLOGIQUE

Lorsqu'on ausculte la région précordiale chez un sujet sain, on entend un tic tac régulier formé par la succession de deux bruits : le premier bruit grave, relativement prolongé, coïncide avec le choc de la pointe et par conséquent avec la systole ventriculaire, le deuxième bruit, sec et plus aigu, comparable au claquement d'une étoffe qui se tend, se produit pendant la diastole. Ces deux bruits sont séparés l'un de l'autre par un intervalle très court, auquel on donne le nom de petit silence ; une pause plus longue, ou grand silence, suit le deuxième bruit. Le cœur bat ainsi une mesure à trois temps un peu inégaux dont l'un est marqué par le premier bruit un autre par le second bruit et le dernier par le grand silence, après lequel le même rythme se reproduit avec une régularité et une intensité identiques.

Les deux bruits du cœur ne sont pas perçus avec la même force dans toute l'étendue de la région précordiale : le premier a son maximum à la pointe du cœur, vers le quatrième espace intercostal et un peu en dedans du mamelon ; le second, à la base, contre le bord gauche du sternum, au niveau du deuxième espace intercostal : c'est qu'en effet leurs foyers de production sont très différents.

Pour s'en rendre compte exactement, il faut, au préalable, bien connaître les différentes phases de la révolution cardiaque et établir le moment précis de la formation des signes stéthoscopiques ; nous verrons ensuite quel en est le mécanisme : dès que la systole auriculaire est terminée, les ventricules se contractent brusquement à leur tour et viennent frapper la paroi du thorax ; en même temps les valvules auriculoventriculaires se tendent pour empêcher le reflux, dans les oreillettes, de l'ondée sanguine qui, pressée de toutes parts, s'échappe par les orifices artériels : c'est à ce moment que se produit le premier bruit, auquel succède un très court silence correspondant à la fin de la contraction ventriculaire. Immédiatement après leur systole, les ventricules se relâchent et le sang tend à refluer dans leur cavité, mais les valvules sigmoïdes aortiques et pulmonaires s'abaissent alors tout à coup, sous le choc de la colonne sanguine elle-même et c'est à ce moment que se produit le second bruit ; enfin, à peine les ventricules se sont-ils vidés de leur contenu, que le sang y afflue par les orifices auriculo-ventriculaires, la contraction brève et rapide des oreillettes achève de les remplir : toute cette période s'accomplit sans bruit, c'est le grand silence du cœur.

Ceci posé, on s'accorde à attribuer le second bruit à l'abaissement soudain et à la tension brusque des valvules sigmoïdes pulmonaires et aortiques au moment où la systole artérielle tend à faire refluer l'ondée sanguine dans les cavités ventriculaires. La clinique nous montre en effet que la destruction partielle ou totale de ces valvules entraîne constamment une altération du deuxième bruit et d'autre part les expériences de Chauveau et Faivre [1] ont prouvé de la façon la plus évidente qu'en empêchant les valvules de

(1) *Gazette médicale de Paris*, 1856.

s'abaisser, le second bruit est supprimé et remplacé par un souffle.

Au contraire, le mode de production du premier bruit a soulevé longtemps de vives controverses, sur lesquelles nous ne saurions nous étendre sans nous écarter de la concision nécessaire à un manuel clinique ; nous nous contenterons d'exposer les faits acquis.

Que se passe-t-il dans le cœur au moment du premier bruit. Les ventricules se contractent et là pointe vient frapper la paroi thoracique, en même temps les valvules auriculo-ventriculaires se tendent et le sang est projeté avec force contre leur surface. Tous ces facteurs peuvent engendrer des bruits et il est permis de supposer avec Barth et Roger[1] que la cause du premier bruit, au lieu d'être simple, se compose en réalité de plusieurs éléments qui concourent à sa manifestation. Cependant parmi ces causes, il en est une qui joue un rôle prédominant, c'est le claquement des valvules auriculo-ventriculaires ainsi que Chauveau et Faivre l'ont démontré par les expériences suivantes :

On introduit un ténotome courbe à pointe mousse dans les oreillettes et on coupe les cor-

____

[1] *Loc. cit.*, p. 323.

dages tendineux, soit des trois valves de la tricuspide seulement, soit des deux valvules auriculo-
ventriculaires, de façon que celles-ci ne se tendent
plus sous l'influence de la contraction ventriculaire et que le sang reflue dans les oreillettes à
chaque systole des ventricules ; le premier bruit
est alors remplacé par un souffle considérable.
Si au lieu de sectionner les attaches tendineuses
des valvules, on se contente d'en empêcher l'af-
frontement en engageant une tige de fer dans
l'orifice auriculo-ventriculaire, le premier bruit
normal disparaît également pour faire place à un
souffle.

Ainsi les bruits du cœur sont produits *principalement* par la tension des valvules, et il est à
peine besoin d'ajouter que les claquements des
ventricules homologues des deux cœurs s'exécu-
tant simultanément, les bruits qui en résultent se
fusionnent intimement et ne donnent à l'oreille
qu'une sensation unique.

Quant au caractère différent des deux bruits, il
s'explique aisément par la structure même des valvules et les conditions de leur fonctionnement :
les valvules sigmoïdes, minces et souples, brusquement abaissées, rendent un son clair et bref;
les valvules auriculo-ventriculaires, plus grandes
et plus épaisses donnent un son grave et pro-

longé qui est assourdi encore par les bruits concomitants du choc du cœur et de la contraction musculaire.

Enfin le mode de production des bruits cardiaques permet de comprendre la raison de leurs
localisations stéthoscopiques : le deuxième bruit
se perçoit à la base du cœur et surtout *à gauche*
du sternum, parce que l'artère pulmonaire est plus
superficielle que l'aorte ; le premier bruit a son
maximum à la pointe parce que les vibrations
produites au niveau des valvules, se transmettent
à celle-ci par l'intermédiaire des cordages tendineux qui y sont insérés.

AUSCULTATION DU CŒUR A L'ÉTAT PATHOLOGIQUE

Les symptômes que fournit l'auscultation du
cœur dans les maladies comprennent :
1° Des modifications des bruits normaux ;
2° Des bruits anormaux.

1° Modifications des bruits normaux du cœur.

A. — SIÈGE DES BRUITS DU CŒUR

Les changements qui se produisent dans les
foyers d'élection des bruits du cœur, indiquent

que le cœur est déplacé : cette anomalie est
presque toujours due à des affections des organes
voisins et non du cœur lui-même : tels sont les
épanchements pleuraux considérables, surtout du
côté gauche, les tumeurs du médiastin, de la
région abdominale, etc.

B. — Intensité des bruits du cœur

Considérés dans leur ensemble, les bruits du
cœur sont plus accusés et plus retentissants dans
les palpitations nerveuses, dans certains cas d'hypertrophie et en général dans tous les cas où l'activité cardiaque est renforcée ; effort, course,
etc., etc.

Ils sont, au contraire, affaiblis dans la péricardite avec épanchement ; dans la surcharge et surtout la dégénérescence graisseuse du cœur, dans
les myocardites, dans l'asystolie, dans la période
agonique des maladies ; ils disparaissent complètement dans la syncope.

Quant aux modifications de l'intensité des bruits
du cœur envisagés individuellement, celles du
second bruit offrent seules jusqu'ici, une véritable
importance clinique[1]. Deux causes peuvent les

____

(1) *Etude séméiologique du deuxième bruit du cœur.* Buc-
quoy et Marfan, *Revue de médecine*, 1888.

produire : l'altération des valvules sigmoïdes et
des parois aortiques et celle de la pression sanguine et de la composition physico-chimique du
sang.

L'induration athéromateuse des parois aortiques et des valvules sigmoïdes donne au second
bruit un caractère éclatant, parcheminé et métallique (éclat tympanique de Guéneau de Mussy).
Dans la dilatation de l'aorte ce bruit se diffuse,
c'est-à-dire s'entend hors de l'aire normale des
bruits aortiques.

En dehors de la dégénérescence athéromateuse
des vaisseaux, l'exagération du second bruit *à
droite*, dans l'aire des bruits aortiques, indique
une augmentation de la tension sanguine dans
le système aortique, augmentation qui est sous
la dépendance d'une artérite généralisée, spécia-
lement d'une artério-sclérose rénale. L'exagération du second bruit *à gauche*, dans l'aire des bruits
pulmonaires, marque une augmentation de pression dans le tronc de l'artère pulmonaire, augmentation qui tient surtout à une gêne de la circulation du poumon, comme dans les affections mitrales. Enfin quand l'exagération du deuxième bruit
existe *à la fois à droite et à gauche*, elle indique
ordinairement un état anémique dépendant de
causes variées : le sang appauvri deviendrait meil-

leur conducteur du son (?). Au contraire, l'affaiblissement du deuxième bruit, s'observe dans les cas où la tension artérielle est diminuée comme dans les cas d'amoindrissement de la contraction cardiaque.

C. — TIMBRE DES BRUITS DU CŒUR

Les bruits du cœur prennent parfois un timbre métallique plus ou moins prononcé : tantôt il s'agit simplement d'une résonance argentine des deux bruits, mais principalement du premier, qui se produit chez les sujets à thorax sonore, dans les cas où les contractions du cœur sont énergiques ; d'autres fois chaque bruit du cœur s'accompagne d'un véritable écho métallique (tintement auriculo-métallique de Filhos [1]) qu'on imite parfaitement en appliquant la paume de la main sur une oreille tandis que l'on frappe le dos de cette main avec les doigts de la main restée libre. Ce dernier phénomène peut se produire physiologiquement quand l'estomac est distendu par des gaz ; on l'observe à l'état pathologique, quand il existe, au voisinage du cœur, de grandes cavités remplies d'air ou de gaz, telles par exemple

(1) Thèse de Paris, 1833.

qu'un pneumopéricarde, un pneumothorax gauche ou de vastes excavations pulmonaires.

D. — RYTHME DES BRUITS DU CŒUR

Les *arythmies* et les *allorythmies* cardiaques, offrent de nombreuses variétés : tout d'abord, les bruits du cœur peuvent devenir irréguliers, c'est-à-dire que les pulsations successives diffèrent les unes des autres par leur amplitude, leur durée et leurs intervalles ; quand le désordre est très prononcé, les pulsations se suivent sans ordre, inégales et irrégulières ; on dit alors qu'il existe un véritable *tumulte* du cœur.

D'autres fois, au milieu d'une série de pulsations cardiaques plus ou moins égales et régulières, il survient tout à coup un silence, *une pause* à laquelle succède une nouvelle série de battements, puis une nouvelle pause et ainsi de suite. C'est l'*intermittence vraie* qu'il ne faut pas confondre avec l'*intermittence fausse* où la pulsation cardiaque a lieu, mais insuffisante et avortée, de telle sorte que l'ondée sanguine ne parvient pas jusqu'à l'artère radiale. Ces deux phénomènes ont une signification différente : l'intermittence vraie est le plus souvent[1] un phénomène sans

(1) Parrot. *Dict. encyclop. des Sc. méd.*, art. CŒUR, t. XVIII, 1ʳᵉ série.

gravité, parfaitement compatible avec un fonc
tionnement normal du cœur; l'intermittence
fausse (faux pas du cœur) annonce une lésion
avancée de l'organe; elle appartient plus spéciale-
ment à l'insuffisance mitrale.

D'autres fois encore, le rythme cardiaque
demeure régulier, mais prend un caractère
complètement différent du rythme normal : au
lieu d'une mesure à trois temps, le cœur, *accé-
léré*, bat une mesure à *deux temps*, c'est-à-dire
que les deux bruits ne sont plus différenciés ni
par la durée ni par le timbre; en même temps
les deux silences s'égalisent; l'intervalle qu'ils
mettent entre les bruits est identique et a la
même durée que celle de chacun des deux bruits;
d'où quatre temps d'égale longueur[1] : c'est
le *rythme fœtal* de Stokes ou *embryocardie* de
Huchard[2] qui se rencontre dans les maladies infectieuses, les intoxications et les affections cardiaques.

Ce phénomène s'accompagne toujours de tachycardie et de diminution de la tension sanguine ;
quand il est permanent, il constitue un signe de
la plus haute gravité ; à un moindre degré il

(1) Gillet. Th. de Paris, 1888, p. 15 et suiv.
(2) *Conférences médicales et thérapeutiques de l'hôpital Bi-
chat. Semaine médicale,* 9 mai 1888.

indique une altération grave, mais non irrémédiable du myocarde.

Reste enfin le *rythme couplé* du cœur (pouls bigéminé) observé d'abord dans l'intoxication par la digitale (Traube, Chauveau, Lorain), mais qui peut être produit par la simple compression des pneumogastriques (Lannois) et surtout par la dégénérescence du myocarde (Huchard) [1]. Voici en quoi il consiste : deux révolutions cardiaques se succèdent rapidement, la première habituellement plus forte et la seconde un peu plus faible ; la première toujours appréciable, la seconde à peine ou nullement perceptible au pouls radial, de telle sorte que l'auscultation du cœur révèle un nombre de systoles double des pulsations artérielles De plus, les deux éléments du couple sont séparés par un très court silence, tandis que chaque couple est distant du suivant par une pause assez longue. Il existe de nombreuses variétés de ce phénomène : ainsi, le rythme peut être *tricouplé*, celui-ci peut alterner avec le rythme couplé, etc. Sa pathogénie est encore mal connue et sa signification clinique paraît très variable si l'on en juge par les états très divers où il a été observé.

(1) *Revue générale de clinique et de thérapeutique*, 6 juillet 1892.

E. — Fréquence des bruits du cœur

Elle s'apprécie ordinairement par l'exploration du pouls, mais l'auscultation peut devenir nécessaire quand, par le fait de l'affaiblissement considérable de la systole cardiaque, le pouls devient imperceptible et incomptable; d'autre part, il n'y a pas toujours une concordance absolue entre les pulsations radiales et celui des contractions du cœur : quelques-unes de celles-ci peuvent avorter et se traduire à l'examen du pouls, par une pause ou fausse intermittence, ainsi que nous l'avons vu plus haut.

Quoi qu'il en soit, la fréquence des contractions cardiaques à l'état normal, varie avec l'âge dans les proportions suivantes [1] :

Nouveau-né.	120 par minute.	
1re à 4e année.	100 à 110	—
5e année.	90 à 100	—
7e année.	80 à 90	—
15e année et âge adulte.	70 à 80	—
Vieillesse.	60 à 70	—

A l'état pathologique, la fréquence des battements du cœur est ralentie ou augmentée. Le ralentissement des mouvements cardiaques (*brady-*

(1) *Manuel de diagnostic médical*, par Spillmann et Haushalter. Paris, 1874.

cardie) qui peuvent descendre à 50, 40 et même 25 pulsations par minute comme Barth et Roger l'ont constaté, s'observe à la suite de l'administration de la digitale et dans certaines formes de myocardite ou de dégénérescence graisseuse du cœur (*pouls lent permanent*), sans doute sous l'influence d'une anémie bulbaire.

L'accélération anormale des mouvements du cœur ou *tachycardie* est un symptôme plus fréquent, qu'on rencontre dans un grand nombre d'affections : telles sont les fièvres avec ou sans hyperthermie, la chlorose et l'anémie (tachycardies infectieuses et dyscrasiques), les myocardites aiguës ou chroniques, l'artério-sclérose (tachycardies cardiaques), certaines intoxications : alcool, tabac, café, thé, digitale à dose toxique (tachycardies toxiques); les paralysies bulbaires essentielles (tachycardie paroxystique) ou organiques (sclérose latérale amyotrophique, paralysie labio-glosso-laryngée ; certaines névroses (maladie de Basedow, hystérie, neurasthénie, etc.), enfin la paralysie du nerf vague par névrite ou par inhibition réflexe partie soit du tube digestif, soit de l'utérus [1]. Les tachycardies nerveuses sont de notion récente et encore peu étudiées.

(1) Vincent. Thèse de Paris, 1891.

F. — Nombre des bruits du cœur

Le nombre des bruits du cœur peut être augmenté par le dédoublement de l'un ou l'autre d'entre eux; certains de ces dédoublements existent à l'état physiologique, les autres sont liés à des altérations organiques du cœur. Parmi ces derniers, le dédoublement du deuxième bruit, observé dans le rétrécissement mitral, est dû sans aucun doute au claquement successif des valvules sigmoïdes droites et gauches; quant au double bruit de la pointe, ou bruit de galop, il paraît résulter, non d'un véritable dédoublement, mais d'un bruit surajouté qui précède le premier bruit et dont nous étudierons plus loin le mécanisme.

a. — *Dédoublements physiologiques des bruits du cœur.*

M. Potain[1] a démontré qu'ils existent normalement chez le cinquième des sujets; il est arrivé à en obtenir la reproduction graphique et à établir leurs rapports exacts avec les mouvements respiratoires. Le dédoublement du premier

(1) *Mémoires de la Soc. méd. des hôpitaux*, juin 1866.

bruit est perçu d'ordinaire, à la fin de l'expiration et au commencement de l'inspiration et celui du deuxième à la fin de l'inspiration et au début de l'expiration. L'un et l'autre sont dus au claquement successif des valvules homologues des deux cœurs, lequel est lui-même sous la dépendance de changements dans la pression des systèmes artériel et veineux : un excès de pression dans l'aorte accélère le claquement des sigmoïdes de son orifice et détermine le dédoublement du deuxième bruit ; quand cet excès existe dans les veines, il retarde le fonctionnement tricuspide et amène le dédoublement du premier bruit. Dans la grande majorité des cas, ces dédoublements ne sont pas constants, ils se manifestent à certains battements et manquent complètement à d'autres[1]. Cette irrégularité et surtout la relation étroite de ces bruits avec les mouvements respiratoires suffisent à les distinguer des dédoublements pathologiques.

b. — Dédoublements pathologiques des bruits
du cœur.

Dédoublement du deuxième bruit (bruit de rappel). — Ce bruit, bien étudié par Bouillaud, s'ob-

(1) Barié. *Bruits de souffle et bruits de galop.*

serve dans le rétrécissement mitral ; il a son
maximum à la base du cœur, au niveau des orifices aortique et pulmonaire et consiste en un
double claquement clair et sec. Il paraît résulter
de l'abaissement prématuré des valvules sigmoïdes
aortiques et il aurait pour cause l'aspiration exercée pendant la diastole par le ventricule gauche
où le sang ne pénètre que difficilement à travers
l'orifice auriculo-ventriculaire rétréci, pendant que
le ventricule droit est au contraire libre et ouvert
largement[1].

*Dédoublement du premier bruit. Bruit de
galop.* — Il doit être étudié dans le cœur gauche
et dans le cœur droit.

Le bruit de *galop gauche* est constitué par la
présence de trois bruits : les deux bruits normaux
du cœur et un bruit surajouté qui complète la
mesure à trois temps frappée par le cœur. Ce
bruit anormal est perçu immédiatement avant le
premier bruit, dont il est séparé par un intervalle
plus court que le petit silence ; il est plus sourd
que le premier bruit du cœur et n'a pas de ten-
dance à se propager au delà de son lieu d'élection. On le perçoit, quand il est intense, dans

(1) Potain et Rendu. *Dictionnaire encyclopédique des sc.
médicales*, art. COEUR, p. 587.

toute l'étendue de la région du cœur, mais en général, il s'entend dans une zone comprise entre la pointe, le bord gauche du sternum et le deuxième espace intercostal gauche; il a son maximum au-dessus et en dedans de la pointe. C'est plutôt une sensation tactile, un choc de la paroi, qu'une sensation auditive et en effet, dans la plupart des cas, mais non toujours, le bruit de galop s'accompagne d'un soulèvement léger de la région précordiale enregistrable au cardiographe[1].

Ce bruit de galop a été rencontré parfois dans la fièvre typhoïde, dans la péricardite, dans la chlorose, mais on l'observe surtout dans la néphrite interstitielle où il fait rarement défaut, sans être toutefois pathognomonique de cette affection.

Nous n'entrerons pas dans la discussion des théories que l'on a données de la production de ce bruit : pour les uns il serait dû au dédoublement du bruit systolique normal par défaut de synchronisme de la contraction des deux ventricules (Sibson[2]), pour d'autres, à un double claquement de la valvule mitrale (d'Espine[3]) à la systole auriculaire (G. Johnson[4]), etc.

(1) Barié. *Loc. cit.*
(2) *The Lancet*, 1874.
(3) *Revue de médecine*, 1882, p. 140.
(4) *Med. Times and Gazette*, 1884.

M. Potain admet que le choc de galop résulte d'une brusque tension de la paroi ventriculaire produite par la pénétration de l'ondée sanguine dans la cavité du ventricule pendant sa diastole [1]. En comparant en effet les tracés cardiographiques pris à l'état normal et chez des sujets présentant à l'auscultation le rythme à trois temps, qui caractérise le bruit de galop, on constate que dans ce dernier cas, le soulèvement léger de la courbe qui se montre avant la systole, dans les conditions physiologiques, et qui correspond à la présystole, c'est-à-dire à la contraction de l'oreillette, a pris une amplitude beaucoup plus considérable et comme ce soulèvement exagéré coïncide exactement avec le choc et le bruit anormal de la région précordiale, on doit en conclure que le mouvement qui constitue ce galop n'est que l'exagération de celui qui se produit normalement, pendant la période présystolique, avec cette différence que ce dernier ne produit pas de bruit perceptible à l'oreille. D'autre part, comme le bruit anormal et le soulèvement qui l'accompagne présentent leur maximum dans la région du ventricule, on peut en conclure que c'est bien le ventricule et non l'oreillette qui produit le choc et que

______

(1) *Assoc. franç. pour l'avancement des sciences.* Congrès de Grenoble.

celui-ci résulte de la distension brusque, anormale, de ce ventricule, pendant la présystole, par la contraction de l'oreillette [1].

A l'état de santé, la réplétion des ventricules pendant la diastole, se fait en grande partie par l'effet de la pesanteur et de la pression veineuse; la systole auriculaire n'intervient que pour la compléter et quand elle se produit, le ventricule est déjà en grande partie distendu. Mais que par suite de l'affaiblissement de la tension veineuse, la réplétion diastolique fasse défaut, la contraction de l'oreillette surprenant le ventricule à peu près vide, y produira un brusque changement de tension avec projection en avant, qui déterminera un choc présystolique et un bruit très appréciable : d'où le bruit de galop. Celui-ci résulte donc de la tension subite du ventricule demeuré vide pendant la diastole, par le choc du sang projeté dans sa cavité par la systole de l'oreillette.

Or, dans la néphrite interstitielle, par suite de la tension artérielle et de la diminution de perméabilité des petits vaisseaux, le sang pénètre en moindre quantité dans le système veineux; la tension veineuse est donc diminuée et par suite la réplétion diastolique du ventricule se fait incom-

(1) Barié. *Loc. cit.*

plètement, de telle sorte que le ventricule est encore presque vide au moment de la systole de l'oreillette, condition favorable à la production du bruit de galop.

Ce bruit de galop dans l'hypertrophie du cœur d'origine rénale, constitue d'ordinaire un rythme à trois bruits formé de deux brèves et d'une longue (*anapeste*), le bruit surajouté se plaçant presque immédiatement avant le premier bruit. Mais des modalités différentes peuvent être observées, suivant le moment de la révolution cardiaque où se place ce bruit anormal : parfois il s'éloigne du premier bruit pour se rapprocher du second, dont il simule un dédoublement : c'est alors un *bruit de rappel* composé d'une longue et de deux brèves. Entre ces deux extrêmes, se placent des rythmes intermédiaires ; le bruit surajouté oscillant, dans le grand silence, du deuxième bruit au premier[1].

Le bruit de *galop droit* s'observe dans le cours de certaines affections des voies digestives ; il est ordinairement associé à des palpitations cardiaques avec gêne douloureuse à la région précordiale irradiée ou non, vers la partie supérieure du thorax, l'épaule et le bras gauches : chez certains malades, il s'y joint, en outre, des troubles respiratoires

(1) Cuffer et Guinon. *Revue de médecine*, 1886, p. 561.

qui complètent le syndrome cardio-gastro-pulmonaire décrit pour la première fois par M. Potain[1], et qui est devenu classique depuis.

Le bruit de galop du cœur droit se compose d'abord d'un bruit sourd, mal frappé, accompagné d'une ondulation légère de la paroi, appréciable à la main et suivi des deux tons normaux du cœur. Il se perçoit à l'épigastre, en un point correspondant au bord droit et à la face antérieure du ventricule droit, c'est-à-dire vers l'épigastre, à la partie inférieure du sternum. Le bruit surajouté se produit pendant la présystole, son mécanisme est absolument semblable à celui du galop gauche, c'est-à-dire qu'il résulte de la distension brusque du ventricule droit resté vide, en grande partie, pendant la diastole, par l'ondée sanguine projetée par la systole de l'oreillette. Ici, comme tout à l'heure pour la pression intra-aortique, la tension est accrue dans l'artère pulmonaire, grâce aux excitations réflexes parties de l'estomac et de l'intestin. La preuve clinique de cet excès de pression est démontrée par l'accentuation du deuxième ton pulmonaire ; Arloing et Morel ont, de leur côté, prouvé expérimentalement que l'électrisation du

---

(1) *Assoc. franç. pour l'avancement des sciences*, 1878. Voir aussi Barié. *Revue de médecine*, 1883.

foie et de l'estomac élevait brusquement la tension dans l'artère pulmonaire [1].

2° **Bruits anormaux de la région précordiale**.

Ils se divisent naturellement en deux groupes :
ceux qui se produisent dans les cavités mêmes
du cœur et ceux qui se forment en dehors de cet
organe. Les premiers ont reçu le nom de *bruits
intra-cardiaques*, les seconds de *bruits extra-
cardiaques*.

A. — BRUITS INTRA-CARDIAQUES : SOUFFLES

Les bruits intra-cardiaques ou souffles étaient
comparés par Laënnec au bruit produit par un
soufflet « quand on se sert de cet instrument
pour animer le feu d'une cheminée [2] ».

Ils s'observent dans deux ordres de circonstances bien distinctes : dans les unes, il existe
une lésion matérielle du cœur ; dans les autres,
au contraire, le cœur est d'apparence parfaitement saine, d'où la distinction des souffles cardiaques en *souffles organiques* et en *souffles inorganiques* ou *fonctionnels*.

Considérés dans leurs rapports avec les diffé-

(1) Barié. *Bruits de souffle et bruits de galop.*
(2) *Loc. cit.*, t. III, p. 71.

rents temps de la révolution cardiaque, ces souffles se divisent de la façon suivante :

Lorsqu'un bruit de souffle se produit pendant la systole ventriculaire et pendant le petit silence, il est dit *souffle au premier temps* ou *systolique*; lorsqu'il coïncide avec la diastole et se continue pendant le grand silence, il est dit *souffle au deuxième temps* ou *diastolique*, enfin quand il se manifeste immédiatement avant le premier bruit normal, c'est-à-dire pendant la présystole, il prend le nom de *souffle présystolique*.

α. — SOUFFLES ORGANIQUES

Ces souffles, considérés d'une façon générale, se distinguent par leur persistance, leur localisation habituelle au niveau des orifices valvulaires, leur propagation suivant une direction déterminée et constante pour chacun d'eux, enfin par leur concordance exacte avec l'une ou l'autre des périodes de la révolution cardiaque.

Physiologie pathologique.

Les expériences de Chauveau et Faivre, que nous avons citées plus haut à propos de la théorie des bruits normaux du cœur, montrent que la production des bruits de souffle est due au passage du courant sanguin dans l'orifice plus ou moins étroit que laissent entre elles les lames valvulaires altérées. L'observation clinique confirme *en général* ces conclusions : on constate des bruits de souffle quand le courant sanguin traverse un détroit des cavités, soit que celui-ci résulte d'une étroitesse particulière de l'orifice, soit que cet orifice mal clos laisse ouvert un pertuis par où le sang reflue dans la cavité qu'il vient de quitter, soit encore qu'il existe une communication anormale entre deux cavités du cœur, séparées à l'état physiologique; en un mot, les rétrécissements et les insuffisances valvulaires, plus rarement les vices de conformation du cœur, constituent les causes organiques *principales* des souffles cardiaques. Cependant, on risquerait fort de se tromper si on établissait une équation constante entre un souffle organique et telle ou telle lésion d'orifices : toutes les altérations des orifices et des valvules du cœur n'engendrent pas nécessairement des obstacles au cours du sang; on voit parfois des souffles intenses coïncider avec un fonctionnement valvulaire parfaitement normal et il suffit pour les produire de la présence d'inégalités et de rugosités placées sur le trajet du courant sanguin[1]. Considérés isolément, les

(1) Bernheim. *Leçons de clinique médicale.*

souffles cardiaques sont donc insuffisants pour permettre de discerner les lésions d'orifices des simples altérations valvulaires ; nous reviendrons plus tard sur ce point important.

Quant à la *cause physique* des souffles cardiaques, elle a été très diversement interprétée : Laënnec les attribuait à la contraction spasmodique du muscle cardiaque ; Vernois [1], Martin-Solon [2] et Gendrin [3] ont soutenu qu'ils prenaient naissance par suite de l'excès de frottement qui s'opère lorsque la colonne sanguine traverse un détroit valvulaire à parois indurées. Mais Chauveau a prouvé que les aspérités et les rugosités qui dépolissent la face interne des canaux sont incapables, à elles seules, de déterminer un souffle et d'ailleurs les expériences de Poiseuille établissent qu'il n'y a pas de contact immédiat entre la paroi d'un vaisseau et le liquide qui circule dans sa cavité.

On était amené ainsi à chercher la cause du souffle dans le liquide lui-même : pour Chauveau [4], il résulte d'une veine fluide qui prendrait naissance au point où le liquide va passer de la partie

(1) Th. de Paris, 1837.

(2) *Journal hebdomadaire de médecine*, t. IX, p. 457.

(3) *Leçons sur les maladies du cœur et des grosses artères*, Paris, 1842.

(4) *Bull. de l'Acad. de médecine*, t. XXIII, 1858.

rétrécie dans la position dilatée qui lui fait suite. Cette manière de voir a été confirmée par Bergeon[1], qui a montré en outre qu'un bruit de souffle s'établit également, quand par une disposition inverse, le liquide passe d'une partie large dans un espace rétréci, à condition toutefois que l'espace élargi forme un cul-de-sac autour du rétrécissement. De son côté, Marey[2] pense que le souffle prend naissance par suite des mouvements de remous et de tourbillon qui se développent dans le liquide lorsque la pression est abaissée au delà du rétrécissement franchi par le sang.

Remarquons d'abord, que les conditions requises pour la production d'un souffle, dans les théories de Marey et de Chauveau existent *normalement* dans le cœur, où le sang passe à travers un orifice relativement étroit, d'une partie où la pression du sang est plus grande, dans une cavité où la pression est moindre, ou si l'on veut, d'une partie rétrécie constituée par l'orifice lui-même dans une partie dilatée située en aval. Si, dans ces conditions, il ne se produit pas de souffle, c'est donc qu'un autre facteur est nécessaire et nous croyons, avec M. Bernheim, que ce facteur est précisément constitué par la présence, sur les valvules ou leur

---

(1) *Des causes et du mécanisme des bruits de souffle*, 1868.
(2) *Circulation du sang*. Paris, 1863.

anneau d'insertion, de ces productions irrégulières, dures et sclérosées, auxquelles nous faisions allusion tout à l'heure. Admettons, puisque les lois de la physique le démontrent, que ces rugosités soient impuissantes à elles seules à faire naître un souffle, il n'en est pas moins vrai qu'elles en favorisent la production; le son trop faible à l'état physiologique pour être perçu est renforcé par leurs vibrations, et la preuve de ces vibrations est donnée par la sensation tactile (frémissement cataire) qu'on perçoit dans ces cas, en même temps que le souffle, à la région précordiale.

Nous ne voulons pas dire, bien entendu, que ce soit là la cause exclusive des souffles cardiaques. Il existe, nous l'avons dit, des souffles dits inorganiques où les valvules ne sont nullement altérées; mais alors les conditions de la circulation intra-cardiaque, insuffisantes à l'état physiologique pour engendrer un souffle, sont changées et ces modifications peuvent suffire à engendrer à elles seules, comme on le verra plus loin, des bruits *liquidiens*.

Les diverses qualités des souffles : intensité, tonalité, durée et timbre sont, comme les souffles eux-mêmes, sous la dépendance de facteurs physiques que nous devons étudier brièvement :

Au point de vue de l'*intensité*, les souffles sont

tantôt rudes et retentissants, d'autres fois doux, moelleux, semblables à un jet de vapeur. Tout d'abord, la disposition des lésions anatomiques, c'est-à-dire la situation centrale ou excentrique de l'orifice, la forme de celui-ci, n'exercent aucune influence sur l'intensité des souffles. Barié[1] faisant passer, avec une pression égale, un courant d'eau dans plusieurs tubes de caoutchouc de même longueur et de même diamètre, munis intérieurement, à la même distance des extrémités, de diaphragmes métalliques perforés d'une ouverture de forme variable : elliptique, circulaire, etc., a constaté en effet, qu'un bruit de souffle prend naissance au moment où le liquide franchit la partie rétrécie, mais que ce souffle a la même intensité, quelles que soient la forme du rétrécissement et sa situation au centre du diaphragme ou sur un de ses côtés latéraux. Les mêmes phénomènes s'observent du reste en expérimentant directement sur un cœur dont la valvule mitrale a été cousue, de façon à figurer des rétrécissements de forme et de dispositions variées.

Par contre, la constitution anatomique de l'orifice modifie manifestement l'intensité du souffle : en remplaçant dans la première expérience les

(1) *Loc. cit.*, p. 18.

disques métalliques par des diaphragmes de bois, de liège ou d'autres matières molles et spongieuses, les souffles s'atténuent considérablement au point de n'être presque plus perceptibles. L'observation clinique prouve également que les souffles rudes et râpeux coïncident d'ordinaire, toutes choses égales d'ailleurs, avec un orifice à bords rigides, durs, sclérosés ou calcifiés ; le souffle est doux quand les parois sont minces, souples et élastiques.

Les bruits anormaux sont aussi généralement proportionnels au degré d'étroitesse de l'orifice traversé par le sang ; mais au delà d'une certaine limite, la quantité de liquide mis en mouvement devenant trop faible, le souffle cesse d'être entendu; le maximum d'intensité du souffle s'observe donc dans les cas où le rétrécissement est notable, mais sans être excessif.

Le *décubitus dorsal* et peut-être même la *fluidité plus grande du sang* se rangent parmi les causes qui accroissent l'intensité des souffles ; mais de tous les éléments que nous venons d'énumérer, le plus important peut-être consiste dans l'état de la *contractilité du cœur* qui régit la tension intra-cardiaque et la vitesse du courant sanguin : quand l'énergie du cœur est très affaiblie (asystolie), les souffles s'atténuent et peuvent même disparaître pour se montrer à nouveau, quand par le repos, aidé ou non de l'administration de la digitale, l'activité du cœur se trouve pour un temps restaurée.

Enfin il est nécessaire de tenir compte, dans l'appréciation de l'intensité des bruits du cœur, des causes qui facilitent ou qui entravent la transmission des bruits anormaux jusqu'à l'oreille. C'est ainsi que les tons du cœur et les bruits de souffle s'atténuent quand il existe au-devant du cœur une languette de poumon emphysémateux, quand la paroi thoracique offre une épaisseur exagérée, quand le péricarde est le siège d'un épanchement liquide abondant : il est vrai que, dans ce dernier cas, la question est complexe et que des facteurs d'ordre différent prennent leur part dans l'affaiblissement des bruits cardiaques.

La *tonalité* des bruits de souffle est un rapport, d'une manière générale, avec les dimensions de l'orifice traversé par le sang : le bruit est aigu s'il s'agit d'un pertuis étroit, il est grave au contraire quand l'orifice est de grandes dimensions.

Dans quelques cas, les souffles cardiaques prennent un *timbre musical* analogue à un piaulement, un roucoulement, au son d'une corde de harpe, etc. On trouve alors à l'autopsie une disposition particulière des lésions, telle qu'un lambeau valvulaire flottant, un cordage tendineux anormalement placé sur le trajet du courant sanguin, etc.

Enfin la *durée* du bruit anormal est proportionnelle au temps pendant lequel le courant sanguin traverse l'orifice rétréci en conservant une vitesse suffisante pour entrer en vibration (Barth [1]). Elle dépend par conséquent, suivant les cas, de la contractilité du cœur ou de l'élasticité artérielle, de la quantité de sang mis en mouvement et du degré d'étroitesse de l'orifice à franchir.

Quant au *mode de propagation* des souffles, il varie suivant le point où ils prennent naissance et non suivant la nature de la lésion et la direction du courant. S'il existe par exemple un rétrécissement de l'orifice aortique, le souffle sera perçu non seulement au niveau de son foyer d'origine, mais, aussi, sur toute la partie supérieure du sternum et jusque dans l'artère carotide ; dans le cas d'un rétrécissement mitral, le souffle s'entend avec son intensité maxima à la pointe du cœur. Mais dans l'insuffisance mitrale, où le courant sanguin suit une direction opposée, c'est

(1) *Dict. encyclop. des sc. médicales*, 3ᵉ série, t. X, article SOUFFLES.

encore à la pointe que le souffle est perçu avec le plus de netteté.

On n'a pas fourni jusqu'ici de raison absolument satisfaisante de ce phénomène : certains auteurs admettent que les molécules sanguines poussées par la contraction ventriculaire viennent se heurter contre la paroi de l'orifice anormal, qu'elles réagissent en vertu de leur élasticité et que ce mouvement alternatif ébranle la masse sanguine placée au-dessous dans la cavité du ventricule. Cette masse produirait en vibrant, un souffle qui se propagerait suivant l'ébranlement qu'elle subit, c'est-à-dire dans un sens opposé à celui du courant. Comme le dit fort bien Barth, il semble plus rationnel d'admettre avec Friedreich[1] que les souffles se propagent simplement dans la direction du corps conducteur du son ; c'est-à-dire vers la pointe du cœur pour les souffles auriculo-ventriculaires et le long des parois artérielles pour les souffles de la base du cœur.

Étude clinique.

Ainsi que nous l'avons dit plus haut, les conditions nécessaires à la production des souffles, trouvent leur réalisation dans les affections orga-

(1) *Traité des muscles du cœur*, trad. Lorber et Doyon, 1872.

niques du cœur ; mais c'est surtout dans les lésions valvulaires que les bruits anormaux acquièrent une importance séméiologique considérable qui nécessite une description toute spéciale.

Pour déterminer un souffle, il faut connaître le point précis où il a son intensité maxima, le moment de la révolution cardiaque où il se produit, la direction suivant laquelle il se propage.

Les souffles cardiaques peuvent être perçus dans toute la région précordiale et même dans toute l'étendue de la poitrine, mais ils ont pour lieux d'élection les points mêmes où ils se produisent, c'est-à-dire les régions correspondant à tel ou tel orifice valvulaire. Il existe, par conséquent, quatre foyers d'auscultation pour ces bruits : le foyer des souffles de l'orifice aortique siège dans le deuxième espace intercostal droit, très près du sternum ; ces souffles se propagent ordinairement en haut et à droite dans la direction de l'aorte ascendante, mais ils peuvent aussi se transmettre suivant l'aorte descendante, le long du sternum. Le foyer des bruits de l'orifice pulmonaire se trouve dans le deuxième espace intercostal gauche à 2 centimètres environ du bord gauche du sternum, les souffles qui y prennent naissance se propagent en haut et à gauche vers la clavicule. Le foyer des souffles de l'orifice mitral occupe la région de la pointe du cœur ; ils se propagent dans la direction de l'aisselle, enfin le centre des souffles tricuspidiens se trouve à l'extrémité inférieure du sternum, et ces souffles se propagent en bas vers l'appendice xiphoïde.

Ces souffles sont systoliques, diastoliques ou présystoliques : quand il existe un rétrécissement des orifices artériels, le souffle prend naissance au moment de la contraction ventriculaire ; il est donc *systolique*, il siège *à la base du cœur ;* à droite du sternum, si l'orifice aortique est rétréci ; à gauche de cet os s'il s'agit d'un rétrécissement pulmonaire.

L'insuffisance des valvules sigmoïdes aortiques et pulmonaires détermine un bruit de souffle au moment où le sang reflue à travers l'orifice anormal c'est-à-dire pendant la diastole ventriculaire. On observera donc, dans ces cas, un souffle diastolique de la base, à maximum à droite ou à gauche du sternum, suivant qu'il s'agit d'une insuffisance aortique ou d'une insuffisance pulmonaire.

Le rétrécissement des orifices auriculo-ventriculaires donne lieu à un souffle diastolique à la pointe avec renforcement présystolique, qui se produit pendant la diastole ventriculaire et la systole de l'oreillette. Ce souffle siège à la pointe

du cœur et s'étend vers l'aisselle dans le rétrécissement mitral, il siège à la partie inférieure
du sternum et se propage le long de l'appendice
xiphoïde dans le rétrécissement de l'orifice tricuspide.

Enfin l'insuffisance des mêmes orifices donne
lieu, pendant la contraction ventriculaire, à un
souffle systolique à la pointe, qui se propage, suivant les mêmes lois que le précédent et qui résulte
du reflux de l'ondée sanguine à travers l'orifice
auriculo-ventriculaire anormalement ouvert.

Ceci posé, nous passerons en revue les principaux souffles valvulaires.

Rétrécissement aortique. — Le souffle du rétrécissement aortique est un *souffle systolique* qui
présente son maximum *à la base* du cœur, vers
le point d'émergence de l'aorte, c'est-à-dire dans
le *deuxième espace intercostal droit*, contre le
sternum et qui *se propage vers la clavicule droite*
dans la direction de l'aorte ascendante. Il est
tantôt doux et léger, tantôt rude et râpeux suivant le degré du rétrécissement et suivant l'état
anatomique de l'orifice. Il s'accompagne fréquemment d'un frémissement isochrone, perceptible à
la main (frémissement cataire) et parfois d'une
modification du deuxième bruit du cœur qui est

sourd, étouffé, grâce à l'altération que présentent toujours les valvules quand il existe un rétrécissement.

Insuffisance aortique. — Le souffle de l'insuffisance aortique est un souffle *diastolique* qui a son *maximum à la base*, au foyer d'élection des bruits aortiques et qui se propage à la fois dans la direction de l'aorte ascendante et le long du sternum. Dans certains cas, il est souvent plus marqué sur le sternum lui-même que sur le côté droit de cet os, sans doute grâce à l'abaissement du cœur sous l'influence de l'hypertrophie considérable qu'il subit dans cette affection.

Il peut arriver que le souffle de l'insuffisance aortique soit entendu exclusivement à la pointe. D'après Marqueyrol[1] il s'agirait ordinairement, dans ces cas, d'une insuffisance aortique légère, comme celle qui résulte par exemple d'une petite perforation valvulaire. Il y a là probablement, un phénomène de transmission dont la cause est difficile à saisir.

Quoi qu'il en soit, le souffle de l'insuffisance aortique, à l'inverse de celui du rétrécissement, est un souffle doux, moelleux, aspiratif et ne pré-

---

(1) Thèse de Lyon, 1890. Voir à propos de la localisation exclusive des souffles aortiques à la pointe : Weil, *Revue de médecine*, 1884, p. 254.

sente jamais de timbre rude et râpeux, quelles que soient les inégalités et les rugosités de l'orifice. C'est que les causes du reflux sanguin à travers l'orifice valvulaire n'ont qu'une puissance relativement faible : l'aspiration ventriculaire et l'élasticité artérielle vont rapidement en décroissant à mesure que les pressions intra-cardiaque et intra-aortique tendent à s'équilibrer.

Enfin parfois, au lieu d'un souffle diastolique unique, l'insuffisance aortique donne lieu à la fois à un souffle systolique et à un souffle diastolique. M. Potain[1] pense que dans ces cas le premier souffle est déterminé par les rugosités et les indurations des valvules, qui donnent lieu, même sans rétrécissement, à des vibrations sonores au moment du passage du courant sanguin. D'autres fois, le souffle systolique résulte d'une dilatation de l'aorte concomitante; il est possible aussi mais moins certain, que dans les cas d'insuffisance large avec hypertrophie ventriculaire considérable, l'abaissement de la tension artérielle puisse favoriser la production d'un bruit de souffle au moment où le ventricule se vide avec une grande vitesse dans l'aorte.

Rétrécissement pulmonaire. — Le souffle du

<hr>

(1) *Dict. encyclop. des sc. méd.*, art. CŒUR, p. 557.

rétrécissement pulmonaire est systolique, intense
et de timbre rude ; il siège à la base du cœur et
a son maximum en un point correspondant à
l'orifice de l'artère, c'est-à-dire dans le deuxième
espace intercostal gauche, près du sternum. Il se
propage de là vers la clavicule gauche en suivant
la direction du vaisseau ; à droite du sternum, il
cesse d'être entendu.

Insuffisance pulmonaire. — Cette affection n'est
pas connue jusqu'ici à l'état isolé : elle se caractérise par un souffle diastolique, doux, aspiratif,
dont le maximum siège au foyer d'élection des
bruits pulmonaires et qui se propage le long du
sternum jusqu'au quatrième espace [1]. L'auscultation de l'artère carotide, en faisant entendre le
claquement du deuxième bruit normal, différen-
cierait ce souffle de celui de l'insuffisance aortique, enfin d'après Barié [2], le souffle de l'insuffisance pulmonaire augmenterait sensiblement
pendant l'expiration en raison de l'accroissement de la pression intra-ventriculaire et on
observerait, de plus, des variations respiratoires
de sa tonalité.

(1) Potain et Rendu. *Dict. encyclop. des sc. médicales*, art.
COEUR, p. 637.

(2) *Arch. générales de médecine*, 1891.

RÉTRÉCISSEMENT MITRAL. — On observe dans le rétrécissement mitral :

1° Un souffle diastolique grave et prolongé ;

2° Un souffle présystolique bref et plus rude ; .

3° Un dédoublement du deuxième bruit du cœur.

Quand les battements du cœur sont suffisamment lents et la contractilité du muscle intacte, ces phénomènes se succèdent avec une régularité parfaite : on perçoit d'abord le premier bruit du cœur, puis le second bruit dédoublé, enfin un souffle qui commence vers le milieu de la diastole, occupe la plus grande partie du grand silence et va se renforçant jusqu'au moment où commence une nouvelle systole cardiaque.

Mais ce *rythme mitral* (Duroziez) [1] est loin d'être constant : le bruit diastolique peut faire défaut et le souffle présystolique exister seul ; d'autres fois, on constate un dédoublement du deuxième bruit, sans aucun autre phénomène anormal. Nous verrons tout à l'heure quelles sont les causes de ces diverses modalités.

Les deux souffles du rétrécissement mitral ont leur maximum à la pointe et se propagent vers l'aisselle ; leurs caractères acoustiques sont très

_____

(1) *Archives générales de médecine*, 1862.

différents : le souffle diastolique est un bruit sourd et grave, peu retentissant (*roulement diastolique*), le souffle présystolique est bref, assez rude et coïncide fréquemment avec un frémissement isochrone perceptible à la main. Il est facile d'en comprendre la raison :

La réplétion ventriculaire s'opère, comme on le sait, en deux temps : dans la première partie de la diastole, le sang *coule* pour ainsi dire de l'oreillette dans le ventricule par l'effet de la pesanteur, de la tension veineuse et de l'aspiration ventriculaires combinées ; sa vitesse est trop faible pour engendrer au passage du détroit un souffle véritable ; mais dans la dernière partie de la diastole, quand l'oreillette entre en contraction, le sang traverse l'orifice rétréci avec une rapidité très grande et il se produit cette fois un bruit de souffle, à la condition bien entendu, que l'oreillette hypertrophiée jouisse d'une contractilité énergique et que l'orifice soit suffisamment étroit.

Pourquoi maintenant cette inconstance des souffles que nous avons signalée? C'est évidemment parce que les circonstances qui président à leur genèse ne se rencontrent pas dans tous les cas, encore que nous ne puissions les saisir toutes. Quand les battements du cœur sont lents, le ventricule se vide à fond ; nécessairement l'appel ventriculaire devient plus actif, le ventricule se remplit davantage pendant la diastole allongée et l'oreillette a peu à faire pour compléter son contenu : on aura donc ici un double souffle diastolique et présystolique. Si au contraire les pulsations se précipitent, la période diastolique se raccourcit et se réduit presque à la seule systole auriculaire, qui produira un son d'autant plus intense, que l'ondée sanguine qu'elle a à projeter est plus considérable (Potain et Rendu).

Insuffisance mitrale. — Le souffle de l'insuffisance mitrale est un souffle systolique ayant son maximum à la pointe, se propageant avec une grande netteté vers l'aisselle, parfois même jusqu'à la partie postérieure du thorax. Son intensité varie notablement suivant la structure et l'étroitesse de l'orifice ainsi que suivant la contractilité du muscle cardiaque.

Rétrécissement tricuspidien — Cette affection est encore mal déterminée au point de vue stéthoscopique. Théoriquement elle devrait entraîner un murmure diastolique et présystolique au niveau du cœur droit.

Insuffisance tricuspide. — Elle donne lieu à un

souffle systolique, dont le maximum siège au
niveau du bord gauche du sternum, vers l'insertion du quatrième ou du cinquième cartilage costal. Ce souffle est le plus souvent doux et filé ; en
effet, l'insuffisance tricuspide est en général de
nature fonctionnelle et n'est que rarement produite par des lésions anatomiques de la valvule.

Lésions valvulaires complexes. — Elles donnent
lieu à des bruits de souffle multiples, dont l'appréciation nécessite une étude attentive de la localisation précise, des caractères propres, du mode
de propagation des différents bruits anormaux et
de leurs relations avec les périodes de la révolution cardiaque. Parmi ces lésions complexes, il
faut citer l'association du rétrécissement et de
l'insuffisance d'un même orifice, dont le diagnostic est généralement facile, mais il en est autrement dans les cas de lésions portant sur plusieurs
orifices à la fois, par exemple de lésions complexes
mitrales et aortiques.

Lésions cardiaques diverses. — Les anévrysmes
de la paroi du cœur, les coagulations sanguines
intra-cardiaques, les malformations congénitales,
peuvent donner lieu à des souffles semblables à
ceux des lésions valvulaires, dont ils diffèrent

quelquefois par leur mode d'apparition, leur siège et leur timbre, mais dont la cause est surtout reconnue grâce aux phénomènes fonctionnels et généraux qui les accompagnent.

Conclusion. — Valeur clinique des souffles
cardiaques organiques.

Les considérations dans lesquelles nous venons d'entrer montrent que la localisation exacte des souffles, leur mode de propagation et leurs rapports avec les différentes périodes de la révolution cardiaque permettent de diagnostiquer en général le siège de la lésion valvulaire. Mais, comme nous l'avons dit déjà, l'auscultation, à *elle seule*, ne peut guère qu'indiquer, dans les rétrécissements du moins, l'existence de rugosités sur le passage du courant sanguin; elle est muette sur la question de savoir s'il existe ou non une coarctation de l'orifice. On ne saurait trop insister sur ce fait d'observation clinique, en présence de l'inclination qu'ont beaucoup de praticiens, à affirmer l'existence d'une lésion valvulaire, d'après la simple constatation d'un souffle; en effet, ce diagnostic différentiel est d'une importance capitale au point de vue du pronostic de l'affection : ici d'ailleurs, les résultats fournis par l'auscultation

le cèdent de beaucoup aux signes généraux qui
prouvent la conservation de l'énergie cardiaque,
laquelle domine, comme on le sait, l'évolution
des affections organiques du cœur, y compris les
ésions valvulaires.

β. — SOUFFLES INORGANIQUES

On observe souvent chez des sujets manifestement indemnes de toute lésion cardiaque, des
bruits de souffle analogues à ceux que nous venons
d'étudier, mais qui s'en distinguent cependant par
ce fait qu'ils sont toujours systoliques, que leur
intensité est faible, leur timbre doux, leur durée
et leur localisation variables, enfin qu'ils s'accompagnent souvent de souffles variés dans les gros
vaisseaux.

Le type de ces souffles est fourni par la chloro-
anémie, ils se rencontrent également dans le rhu-
matisme articulaire, dans l'ictère, les cachexies
de toutes sortes et la plupart des pyrexies, principalement les fièvres éruptives et la dothiénentérie.

Leur mécanisme est encore aujourd'hui très
discuté, et les auteurs sont loin d'être d'accord,
non seulement sur leur nature, mais encore sur
leur siège.

Pour M. le professeur Potain[1], un certain nombre de bruits considérés jusqu'ici comme anémiques, sont tout simplement des souffles extra-cardiaques, c'est-à-dire des bruits respiratoires rythmés par les battements du cœur. « Si ce bruit extra-cardiaque est plus fréquent chez les anémiques que chez les autres malades, c'est que leur cœur est plus excité à cause de la déglobulisation du sang et de l'état nerveux qui en résulte[2]. » Nous verrons, en effet, que l'exagération des mouvements cardiaques est une condition importante qui favorise la production de ce bruit extérieur au cœur.

Cette théorie ne saurait être généralisée à toutes les variétés de souffles inorganiques, particulièrement aux souffles de la pointe; aussi convient-il de passer en revue les différentes hypothèses qui ont été émises pour expliquer la genèse de ces bruits, envisagés d'une façon générale. Elles peuvent se ramener à cinq principales :

Pour les uns (Hope, Bouillaud, Beau, etc.), le souffle prend naissance à l'orifice aortique; d'après Marey, il serait dû à l'abaissement de la tension artérielle et à la vitesse plus grande avec laquelle

(1) V. Choyan. Th. de Paris, 1877; Mezbourian. Th. de Paris, 1877.

(2) Barié. *Loc. cit.*, p. 106.

s'accomplit la systole du ventricule. Mais comme le fait observer Parrot, ces conditions existent non seulement dans la chlorose et l'anémie, mais encore dans tous les états fébriles... Or, l'auscultation la plus minutieuse ne fait pas constater de souffle, ni dans la péritonite, ni dans la méningite ; dans la pneumonie, on n'en observe que très rarement[1]. D'autre part, les souffles de la chlorose ne se propagent pas dans le sens de l'aorte, du tronc brachiocéphalique et des carotides, ainsi qu'il devrait arriver s'ils se produisaient en effet à l'orifice de l'aorte.

La seconde théorie appartient à Parrot, qui place le bruit de souffle anémique au niveau de la valvule tricuspide ; d'après lui, le souffle anémique est un souffle systolique doux, présentant son maximum d'intensité près du sternum, au niveau du quatrième espace intercostal et se propageant vers l'articulation sterno-claviculaire droite. Il l'explique par une insuffisance fonctionnelle de la valvule tricuspide qui se produirait dans les conditions suivantes : La plupart des auteurs admettent que la chlorose et l'anémie déterminent une dilatation des cavités ventriculaires, dilatation qui portera nécessairement

____

(1) *Dictionn. encyclop. des sc. médicales*, art. CŒUR, 1re série, t. XVIII, p. 412.

davantage sur le ventricule droit normalement plus faible que son congénère. Or, dès que le ventricule droit se dilate, la paroi externe, moins résistante, est repoussée en dehors et elle entraîne dans ce mouvement excentrique la valve correspondante de la valvule tricuspide avec les cordages qui s'y attachent. Les mêmes causes déterminent l'élargissement de l'anneau fibreux lui-même et comme à l'état physiologique, l'obturation de l'orifice auriculo-ventriculaire droit est relativement peu parfaite, il s'ensuit que la dilatation du ventricule détermine facilement un certain degré d'insuffisance tricuspide, capable de donner naissance à un souffle systolique vers la pointe, souffle dont le maximum sera perçu dans la région du cœur droit. A l'appui de cette manière de voir, on peut citer les cas où le souffle était accompagné de pulsations isochrones au pouls radial dans les veines jugulaires externes, indice d'un reflux sanguin du ventricule droit dans l'oreillette correspondante et jusque dans les vaisseaux du cou.

Le siège fréquent du souffle chlorotique à la base du cœur est le meillenr argument qu'on puisse invoquer à l'encontre de la théorie de Parrot. De plus, Woillez[1] remarque que dans l'hypothèse,

(1) *Loc. cit.*

le pouls jugulaire devrait être constant, tandis qu'il est en réalité exceptionnel, et d'autre part, que contrairement au dire de Parrot, le souffle cardiaque peut se transmettre jusqu'aux carotides avec les mêmes caractères de timbre qu'il présente au niveau du cœur.

Marshall Hugues[1] avait indiqué l'orifice pulmonaire comme pouvant être exceptionnellement le siège du souffle anémique. Constantin Paul[2] a repris cette idée en la généralisant; pour lui, le souffle anémique (bruit anémo-spasmodique) a pour caractères principaux d'être toujours situé à gauche du sternum, dans le deuxième espace intercostal, juste au point correspondant à l'artère pulmonaire; il s'irradie souvent au-dessus et au-dessous, quelquefois même il forme un nouveau foyer à la pointe. Enfin, il coïncide toujours avec un souffle cervical bilatéral, ou tout au moins un souffle cervical droit.

A cela, on peut répondre d'abord, que les souffles extra-cardiaques rappellent d'assez près les caractères du bruit anémo-spasmodique pour qu'on puisse les confondre les uns avec les autres; ensuite qu'il n'existe aucune cause capable de donner un souffle de l'artère pulmonaire qui

(1) *Guy's hospital Reports*, 1851.
(2) Constantin Paul. *Union médicale*, 1878.

n'agisse d'une façon égale, sinon supérieure, sur l'orifice aortique (Balfour) [1].

Nous ne ferons que mentionner la théorie qui place le souffle anémique au niveau de la valvule mitrale; cette idée émise par Stokes, Austin Flint et Niemeyer, ne paraît pas avoir réuni d'autres partisans. Ce n'est que par exception, dit Walshe, que le souffle anémique est perceptible au-dessous du mamelon; ordinairement il est basique et systolique.

Enfin, plus récemment, W. Balfour a défendu une théorie mixte qui mérite d'être signalée. C'est la dilatation du cœur, qui doit être considérée comme la cause des souffles inorganiques, et ces souffles ont leur siège primitif au niveau de l'auricule gauche. A mesure que le cœur se dilate, les valvules mitrale et tricuspide deviennent insuffisantes et des souffles se produisent à leur niveau. La régurgitation du sang par l'orifice tricuspidien donne naissance à des ondulations dans les veines jugulaires, tandis que la masse sanguine trop volumineuse, lancée par les ventricules dilatés, produit au niveau des orifices aortiques et pulmonaires, des souffles systoliques qui se propagent le long des carotides. Ainsi, dans la chlorose

(1) Lannois. *Revue critique; Revue de médecine,* 1883 et 1884.

avancée, on trouve des souffles dans tous les points d'élection, mais le premier souffle perceptible s'entend à la base, non pas au niveau de l'artère pulmonaire comme on l'a prétendu, mais exactement au niveau du point où l'auricule gauche, sortant de la partie postérieure de l'artère pulmonaire, vient émerger en quelque sorte à gauche de ce vaisseau. Balfour avait d'abord pensé que l'auricule transmettait à l'oreille un souffle produit dans l'artère pulmonaire ; plus tard, revenant sur cette interprétation, il admet que le souffle anémique, le premier en date, est un souffle d'insuffisance mitrale, propagé à la paroi thoracique par l'oreillette et l'auricule gauches dilatées.

En résumé, la théorie des souffles inorganiques reste à formuler ; par contre, un fait clinique indéniable, c'est que ces souffles peuvent être entendus presque dans tous les points qui leur ont été assignés pour siège, ce qui porterait à penser qu'ils résultent de causes multiples sur lesquelles la lumière n'a pu être suffisamment faite jusqu'ici.

B. — BRUITS EXTRA-CARDIAQUES

Ils comprennent des bruits péricardiques et des bruits pleuro-pulmonaires.

Bruits péricardiques

Frottement péricardique. — A l'état normal, les deux feuillets du péricarde glissent l'un sur l'autre dans les mouvements du cœur, sans déterminer aucun bruit ; mais quand pour une cause quelconque, leur surface est devenue dépolie et rugueuse ; ils engendrent, par leur glissement, un bruit particulier que Laënnec avait entrevu, mais qui a été surtout bien étudié par Collin [1].

Le frottement péricardique est perçu parfois aux divers temps de la révolution du cœur ; mais il est toujours plus prononcé dans la systole que dans la diastole ; souvent il accompagne seulement la systole ventriculaire.

Il n'est pas exactement synchrone à la systole ou à la diastole cardiaques, mais il est en quelque sorte *à cheval* sur les bruits du cœur, empiétant davantage tantôt sur la systole, tantôt sur la diastole. Ordinairement, on entend en même temps les deux bruits du cœur, entre lesquels viennent s'intercaler les bruits de frottement (Guttmann). Ceux-ci s'entendent tantôt dans un point, tantôt dans un autre, plus souvent à la base du cœur,

(1) *Diverses méthodes d'exploration de la poitrine.* Paris, 1824.

en raison du contact plus intime des deux feuillets du péricarde à ce niveau ; ils sont toujours circonscrits, et ils *ne se propagent pas, comme les souffles, au delà de leur foyer d'élection.*

L'intensité du frottement péricardique est variable, tantôt il est *rude,* donnant à l'oreille des sensations de craquement, de *bruit de cuir neuf* ou de râpe. C'est dans ces cas qu'il s'accompagne, comme les frottements pleuraux, d'un frémissement vibratoire perceptible à la main. D'autres fois *son timbre est plus doux* et rappelle le bruit qu'on produit en froissant une étoffe de soie. Ces modalités résultent du plus ou moins d'énergie des contractions cardiaques et de l'état anatomique de la séreuse ; des fausses membranes denses et épaisses, incrustées, comme elles le sont parfois, de sels calcaires, rendront évidemment un son plus rude et plus râpeux que l'exsudation molle d'une péricardite récente.

Le frottement péricardique a un *caractère de superficialité* qui lui est propre ; il semble qu'il se produise directement sous l'oreille ; *il s'atténue dans le décubitus dorsal* en raison du déplacement du cœur qui diminue l'étendue du contact entre les faces en regard de la séreuse ; *il s'exagère* pour des motifs inverses dans la position assise, et parfois aussi quand on exerce avec le stéthoscope une certaine pression sur la région péricordiale.

Le bruit de frottement est un signe pathognomonique de la péricardite ; il se produit non pendant toute la durée, mais seulement au début et à la période de terminaison ; quand il existe un épanchement liquide en quantité notable, les deux feuillets du péricarde sont éloignés l'un de l'autre et le frottement disparaît. En l'absence d'épanchement, le frottement peut faire défaut si les fausses membranes n'existent qu'à la face postérieure de l'organe ou si l'exsudation n'a lieu que sur une étendue très limitée.

AUTRES BRUITS PÉRICARDIQUES. — On a noté dans certains cas d'hydropneumopéricarde des bruits de *moulin*, de *glou-glou* et de *clapotage*, isochrones aux pulsations cardiaques. Ces bruits résultent de l'agitation par les mouvements du cœur, de l'air et du liquide contenus dans le péricarde, et rappellent assez exactement les bruits analogues que nous avons signalés dans l'hydropneumothorax.

BRUITS PLEURO-PULMONAIRES

Avec Choyau[1] nous diviserons ces bruits en trois variétés, suivant qu'ils se passent dans la

(1) Thèse citée.

plèvre, dans une portion de poumon malade ou une partie du poumon sain.

1° *Les bruits anormaux de la cavité pleurale, produits par les mouvements du cœur*, ne sont autre chose que des bruits de frottement superficiels, coïncidant d'ordinaire avec la systole ventriculaire et perçus habituellement à la partie moyenne de la région précordiale. Très près de leur foyer, on constate à la percussion une sonorité qui indique la présence du poumon. Ils sont dus à l'inflammation des feuillets de la plèvre, ils disparaissent quand l'épanchement est constitué et se montrent à nouveau après la résorption de l'exsudat.

2° *Les bruits extracardiaques qui ont leur source dans le poumon malade* s'observent principalement dans les cas d'excavations tuberculeuses ; ils supposent l'existence d'adhérences pleuropéricardiques qui retiennent au-devant du cœur les parties altérées de l'organe. Ces bruits sont surtout des râles humides et du gargouillement ; on a noté des rhonchus et du tintement métallique.

3° *Les souffles extra-cardiaques proprement dits* se passent dans le poumon sain ; ce sont des souffles doux, systoliques ou diastoliques, qui sont perçus d'ordinaire à la fin de l'inspiration ou au commencement de l'expiration. Le plus souvent ils siègent au voisinage de la pointe du cœur, mais on peut aussi les entendre à la base, vers le deuxième espace intercostal, plus souvent à gauche, au niveau de l'orifice pulmonaire ; parfois à droite, au niveau de l'orifice aortique [1].

Le souffle extra-cardiaque de la pointe se produit au moment du choc du cœur sur lequel il retarde légèrement (souffle méso-systolique). M. Potain le regarde comme de nature inspiratoire. Pendant le retrait systolique du cœur, il reste entre celui-ci et la paroi thoracique, un vide au-devant d'un certain nombre de cellules pulmonaires précédemment affaissées ; l'air se précipite dans ces alvéoles et produit un bruit d'inspiration partielle ayant le caractère soufflant. Choyau pense plus simplement que le souffle n'est autre chose qu'un bruit d'expiration partielle rendu soufflant par le choc du cœur.

Le souffle extra-cardiaque de la base peut être systolique ou diastolique. Le premier s'entend surtout au niveau de l'artère pulmonaire, et nous avons vu qu'il ressemble par bien des points, au souffle inorganique de l'anémie. Il peut s'expliquer par la compression du poumon par la diastole

____

(1) Barié. *Loc. cit.*

artérielle ; ce serait donc un bruit d'expiration partielle comme le souffle de la pointe.

Quant au souffle diastolique il s'observe au niveau de l'orifice aortique et il résulterait de l'appel brusque de l'air dans une partie limitée du poumon au moment du retrait systolique du vaisseau. Ces questions sont encore mal connues et nécessitent de nouvelles recherches.

Quoi qu'il en soit des théories, ce qui est important au point de vue clinique, c'est de pouvoir différencier les souffles intra et extra-cardiaques. Ces derniers présentent des caractères spéciaux qui peuvent les faire reconnaître : d'abord ils subissent l'influence des mouvements respiratoires, ils sont doux, voilés, aspiratifs, ils s'éteignent sur place et ne se propagent pas au delà de leur foyer. Ils font fugaces, paraissant et disparaissant d'un jour à l'autre sans cause appréciable, enfin ils s'affaiblissent et disparaissent même dans la position assise, et debout grâce au contact plus intime du cœur et de la paroi thoracique dans cette attitude ; cette règle comporte néanmoins de nombreuses exceptions.

CHAPITRE IV

AUSCULTATION DES VAISSEAUX

AUSCULTATION DES VAISSEAUX A L'ÉTAT PHYSIOLOGIQUE

Quand on ausculte l'aorte ascendante, on perçoit deux tons très nets, identiques aux bruits normaux du cœur; ces mêmes bruits sont entendus également le long du bord gauche de la colonne vertébrale au niveau de l'aorte ascendante; l'auscultation de l'aorte abdominale produit un bruit unique, isochrone à la systole cardiaque. Parmi les vaisseaux périphériques, les seuls qu'il y ait lieu d'ausculter en général, sont les artères carotides, sous-clavières et fémorales : les premières font entendre, comme l'aorte ascendante, un double bruit, correspondant aux tons normaux du cœur; au niveau des fémorales, aux plis des aines, c'est un bruit, unique, coïncidant avec le choc du cœur qui parvient à l'oreille; ce bruit disparaît au delà du creux poplité.

Ainsi, dans toutes les artères rapprochées du cœur, l'auscultation révèle un double bruit; à mesure qu'on s'éloigne du cœur, le second bruit cesse de se faire entendre; enfin au delà d'un certain calibre des artères, tout bruit disparaît. La diminution d'intensité, puis la cessation du deuxième bruit artériel, à mesure que l'on s'éloigne du cœur, prouve nettement que ce deuxième bruit n'est autre chose que la propagation du deuxième bruit normal du cœur; quant au premier ton artériel, si la même explication peut être acceptable pour l'aorte et les gros troncs qui en émergent, il est évident qu'elle est insuffisante pour les artères de la périphérie et on est amené à admettre, que la cause principale de ce bruit réside dans la diastole artérielle, c'est-à-dire dans les vibrations dues à la tension brusque des vaisseaux par l'ondée sanguine projetée par la systole ventriculaire. Comme le choc sanguin va en s'affaiblissant dans les vaisseaux artériels éloignés du centre circulatoire, on comprend aisément que les conditions de production du bruit artériel iront ainsi en s'affaiblissant et qu'à un moment donné le bruit cessera d'être perçu.

Il est nécessaire d'ajouter, que si l'on exerce sur les vaisseaux périphériques un certaine pression à l'aide du stéthoscope, les bruits artériels subissent des modifications qu'il ne faudrait pas confondre avec des phénomènes pathologiques : dans ces conditions, l'auscultation des carotides et des crurales donne naissance à un souffle systolique bref, consécutif au rétrécissement artificiel créé sur ce vaisseau, au lieu du premier ton artériel normal.

Quant à l'auscultation des veines, elle ne fournit à l'état normal que des résultats négatifs ; nous verrons plus loin qu'elle donne au contraire des indications très utiles dans certaines maladies.

AUSCULTATION DES VAISSEAUX
A L'ÉTAT PATHOLOGIQUE

Avec Barth[1] nous diviserons les bruits anormaux vasculaires en souffles artériels, souffles veineux et souffles divers, en comprenant dans cette dernière classe tous ceux dont il est impossible de déterminer nettement l'origine.

1° Souffles artériels.

A. — SOUFFLES AORTIQUES[2] ET PULMONAIRES

A côté des souffles *transmis*, que l'on constate

(1) *Loc. cit.*
(2) Dans un travail récent (*Revue de médecine*, 1892), M. Boy Teissier recommande l'auscultation rétro-sternale dans les affections cardio-aortiques. Elle ferait entendre, d'après lui,

par l'auscultation de l'aorte et de l'artère pulmonaire dans les cas de rétrécissements et d'insuffisance de leurs orifices et que nous avons étudiés déjà à propos des lésions valvulaires, on peut observer au niveau des gros vaisseaux, des souffles *autochtones*, qui prennent naissance par suite de lésions organiques de ces vaisseaux eux-mêmes et qui reconnaissent les mêmes causes physiques que les souffles cardiaques.

La compression du tronc ou de l'une des branches de l'artère pulmonaire, engendre un souffle systolique, difficile à distinguer de celui qui résulte du rétrécissement de l'orifice; dans les cas de persistance du canal artériel on peut observer un murmure continu avec renforcement systolique qui s'entend à la fois sur le trajet des deux vaisseaux et qui coïncide d'ordinaire avec les symptômes bien connus de la cyanose congénitale.

L'aorte, plus souvent altérée que l'artère pulmonaire, peut faire percevoir des bruits anormaux et des souffles de caractères variés : l'anévrysme artérioso-veineux donne lieu à un souffle rude, un bruit de scie ininterrompu, qui se renforce au mo-

les bruits anormaux avec plus de netteté que l'auscultation présternale et réaliserait les meilleures conditions pour l'auscultation directe de l'aorte.

ment de la systole ventriculaire et va s'atténuant peu à peu jusqu'à la fin du grand silence. Ce bruit se perçoit à la partie droite et supérieure du sternum, il s'accompagne d'un frémissement vibratoire perceptible à la main.

L'aortite aiguë ou chronique, l'athérome soutout, en produisant des inégalités et des aspérités plus ou moins dures à la surface interne du vaisseau, engendrent un souffle systolique tantôt doux et léger, plus souvent rude et râpeux qui peut s'accompagner d'une sécheresse et d'un éclat parcheminé du deuxième bruit, quand les valvules sigmoïdes, encore suffisantes, sont épaissies par le processus inflammatoire.

Les signes stéthoscopiques des anévrysmes aortiques varient avec la disposition et la structure de la poche. S'agit-il d'un anévrysme sacciforme, ouvert dans la cavité aortique par un pertuis plus ou moins induré, on percevra tantôt un bruissement ou un souffle râpeux suivi du claquement valvulaire normal, tantôt un double souffle si l'orifice aortique est insuffisant ou que la poche se vide rapidement de son contenu. Les anévrysmes fusiformes formant une cavité plus ou moins exactement cylindrique sur un point du trajet du vaisseau donnent lieu, surtout si la poche est anfractueuse et tapissée de plaques d'athérome, à un

souffle systolique dont l'intensité et le timbre
varient avec la structure de la paroi et l'état de la
contractilité cardiaque. Mais si la cavité anévrys-
male est tapissée de couches épaisses de caillots
stratifiés, laissant au centre, une lumière d'un
calibre voisin de celui de l'aorte normale, ou bien
on ne percevra aucun bruit, ou bien si l'anévrysme
est suffisamment rapproché du cœur, l'auscultation fera entendre un double battement formé par
les deux bruits normaux du cœur transmis à
l'oreille par la paroi épaisse et dure de la tumeur.
Enfin si l'anévrysme est de petit volume et profondément situé il ne donne lieu à aucun bruit
anormal et peut être méconnu [1].

B. — Bruits anormaux des artères périphériques

Les souffles systolique et diastolique du rétrécissement et de l'insuffisance aortiques peuvent
remplacer, à l'auscultation des *carotides* et des
sous-clavières, les sons artériels normaux : cependant le souffle diastolique n'est pas constant et parfois on constate seulement l'absence du deuxième
ton physiologique.

L'auscultation des artères fémorales au niveau

(1) Simon. *Quelques faits d'anévrysmes de l'aorte*, thèse
Nancy, 1882.

du triangle de Scarpa fait entendre, dans l'insuffisance aortique, lorsqu'on exerce une légère pression avec le stéthoscope, deux souffles successifs découverts par Duroziez qui leur a donné le nom de *double souffle intermittent crural.*

Le premier de ces bruits est le souffle normal que produit toujours la compression d'une artère; il est exagéré dans l'insuffisance aortique par l'activité plus grande de la contraction ventriculaire et l'abaissement de la pression artérielle. Le second est pathologique, il serait dû, d'après Duroziez, à une ondée rétrograde dirigée vers l'aorte où la pression est subitement abaissée grâce à l'inocclusion des valvules. Mais outre que le double souffle peut se produire dans des cas d'insuffisance aortique légère où la régurgitation du sang dans le ventricule gauche est insignifiante et même dans des cas où les valvules sigmoïdes aortiques fonctionnent parfaitement : saturnisme, fièvre typhoïde, etc., les expériences de Toussaint et Colrat[1] ont prouvé que la destruction complète des valvules sigmoïdes ne permettait pas d'obtenir une ondée sanguine rétrograde appréciable au sphygmographe. Comme, d'autre part, Marey[2] a démontré que toutes les

(1) *Gaz. hebdomadaire*, 1874, p. 578.
(2) Potain et Rendu. *Loc. cit.*, p. 561.

fois qu'un liquide pénètre rapidement dans un
tube élastique il se forme une série d'ondes
secondaires de même sens, dont l'amplitude est
proportionnelle à la quantité du liquide et à la
brusquerie de sa pénétration, on doit admettre
que le double souffle de l'insuffisance n'est autre
chose que le souffle normal des artères, saccadé
par l'ondée secondaire qui produit le dicrotisme
ou en d'autres termes un souffle dicrote.

Le *double ton* (Doppelton) signalé par Traube
dans l'insuffisance aortique a exactement la même
signification que le double souffle crural; c'est un
double bruit de choc qui se perçoit quand on ausculte la fémorale sans la comprimer.

Les autres souffles artériels résultent de lésions
locales des vaisseaux eux-mêmes, telles que les
anévrysmes, les rétrécissements vasculaires dus
à l'athérome, à la compression par une tumeur
quelconque. La dilatation des artères jointe à un
excès de la tension sanguine, détermine dans la
maladie de Basedow, un bruissement particulier,
accompagné d'un frémissement perceptible à la
main, dans les vaisseaux du cou et au niveau du
corps thyroïde.

2° Bruits veineux et divers.

Les veines, comme les artères, peuvent, dans certaines circonstances, donner naissance à des bruits de souffle. On les a signalés au niveau des veines superficielles de l'abdomen dans la cirrhose atrophique, mais c'est surtout à la région du cou, sur le trajet des veines jugulaires et sous-clavières que ces bruits ont été bien étudiés et que leur constatation présente une réelle valeur séméiologique.

Chez les anémiques, en effet, l'auscultation du triangle sus-claviculaire fait percevoir des bruits variés, tantôt c'est un *souffle continu, uniforme*, analogue au bruit lointain de la mer ou au bruit produit par certains coquillages dont on approche l'ouverture de l'oreille, tantôt c'est un souffle continu, avec renforcements isochrones à la diastole artérielle ou *bruit du diable*, tantôt enfin c'est une véritable modulation musicale rappelant le bruit d'une guimbarde, le bourdonnement d'une mouche et pouvant même, comme dans le cas de Laënnec[1], être notée en musique, c'est le *chant des artères*. Ces bruits s'observent surtout du côté droit et ils sont plus marqués dans la po-

(1) Laënnec. 4e édition, t. III, p. 76.

sition assise ou debout que dans le décubitus dorsal. Quels que soient leurs caractères, leur signification clinique est identique.

Il est généralement admis aujourd'hui que les redoublements ne sont autre chose que des bruits de souffles artériels artificiellement produits par la pression du stéthoscope. Quant au murmure continu, il se passe dans les veines comme le prouve cette expérience d'Aran [1]. Si pendant qu'on ausculte, on appuie avec le doigt sur la partie supérieure des veines jugulaires, le murmure continu disparaît tandis qu'il persiste si la compression a lieu au-dessous du stéthoscope, mais en diminuant et cessant bientôt pour reprendre dès qu'on laisse libre la circulation veineuse vers le cœur. Barth et Roger tout en admettant que le *murmure continu* réside plus particulièrement dans les veines, considèrent que le *bruit musical* n'y réside pas toujours uniquement et qu'il peut se produire également dans les artères.

Quant à la cause physique de ces bruits elle a été très discutée. Peter [2] les attribuait à un spasme des parois veineuses, Parrot [3] a invoqué la pos-

(1) *Arch. générales de méd.*, 1864, t. II.
(2) *Bull. de la Soc. méd. des hôp.*, 1867.
(3) *Bull. de la Soc. méd. des hôp.*, 1867.

sibilité d'une insuffisance des valvules jugulaires et d'un ébranlement consécutif des parois
de cette veine ; le mouvement serait exagéré dans
la chlorose par suite de la diminution de la
masse sanguine en circulation et de la vitesse
plus grande du cours du sang ; la vitesse augmente
en effet quand le sang est plus fluide et moins
riche en globules. M. Potain[1], tout en attribuant
une grande part à l'accélération du cours du
sang, a prouvé que le souffle veineux est dû à
l'écoulement du sang vers le cœur et que la condition essentielle de sa production est l'existence
sur le trajet de la veine, d'un rétrécissement
modéré tel que peut le produire une pression
légère exercée à l'aide du stéthoscope. Les lois
générales de Chauveau et Marey sont donc appli-
cables aux souffles veineux.

(1) Potain. *Bull. de la Soc. méd. des hôp.*, 1867.

CHAPITRE V

AUSCULTATION DE L'APPAREIL DIGESTIF

Les signes que nous allons étudier offrent une grande variété, mais leur valeur clinique est relativement peu importante eu égard à celle des autres symptômes des affections abdominales.

L'auscultation de l'*œsophage*, recommandée par Hambürger, fournit des signes trop variables et d'une interprétation trop subtile pour constituer un procédé pratique d'investigation clinique, aussi est-elle complètement délaissée.

L'*estomac* peut être le siège de gargouille-ments spontanés dus au mouvement des liquides mêlés à l'air dans sa cavité ; on perçoit ainsi une sorte de glou-glou à timbre métallique. A l'état normal, ces bruits ne se produisent qu'à la suite des repas, mais quand l'estomac est *dilaté* ils peuvent s'observer d'une façon permanente et indiquer une prolongation anormale du séjour des liquides dans l'estomac.

Dans les mêmes circonstances, l'auscultation

fait entendre le *bruit de chute* des liquides ingé-
rés (Luton) [1]; on obtient aussi un *bruit de gargouillement* en insufflant de l'air dans la cavité
de l'organe, à l'aide d'une sonde œsophagienne
plongeant dans le contenu stomacal (Thiébaut[2]).

Les limites de l'estomac dilaté peuvent être
déterminées en conbinant la percussion et l'auscultation, suivant une méthode indiquée par
M. le professeur Bouchard. Le malade étant
placé dans le décubitus dorsal, on applique
l'oreille sur la région stomacale, tandis qu'avec
un doigt on percute de haut en bas l'estomac. On
saisit facilement la différence du son produit par
a percussion de l'estomac et celle de l'intestin et
on peut tracer avec un crayon dermographique le
point où s'arrête la sonorité de l'estomac dilaté.

L'*intestin* fait entendre également des bruits
de gargouillement spontanés quand il renferme à
la fois des liquides et des gaz : limité à la région
iléo-cœcale le bruit de gargouillement est consi-
déré généralement comme un des symptômes de
début de la dothiénentérie; en réalité sa valeur
séméiologique est identique à celle de la diarrhée.
Ces phénomènes ne se rattachent d'ailleurs que
de loin à l'histoire de l'auscultation.

(1) *Nouveau dictionn. de méd. et de chir. pratiques*, t. XIV.
(2) Thèse citée.

Le *péritoine*, enflammé ou revêtu par places de productions néoplasiques capables de détermi-ner des inégalités et des rugosités à sa surface, engendre parfois, par le glissement de ses deux feuillets l'un sur l'autre, un bruit de frotteme nt doux, ou au contraire râpeux et rude analogue aux frottements pleuraux et péricardiques. Ce bruit, généralement très limité, apparaît surtout, quand on fait exécuter au malade de grands mou-vements respiratoires, mais il peut se produire spontanément pendant la respiration ordinaire et quand l'intestin est le siège de mouvements péristaltiques. La signification clinique de ce bruit est aisée à comprendre.

CHAPITRE VI

AUSCULTATION OBSTÉTRICALE

L'importance de l'auscultation dans la pratique des accouchements n'a pas besoin d'être démontrée : c'est elle qui permet de reconnaître de bonne heure la réalité de la grossesse et qui fait voir l'état de vie ou de mort du fœtus ; elle confirme les indications fournies par le palper dans le diagnostic des présentations et des positions, enfin grâce à elle, le médecin constate la souffrance de l'enfant pendant le travail et peut intervenir à temps pour le sauver.

I. — Des signes fournis par l'auscultation obstétricale.

Lorsqu'on applique le stéthoscope sur le ventre d'une femme enceinte, on peut entendre différents bruits qui se divisent naturellement en bruits *maternels* et en bruits *fœtaux*[1]. Le plus important des bruits maternels est le *souffle utérin*, il faut

(1) Tarnier et Chantreuil. *Traité de l'art des accouchements.*

y ajouter le souffle de l'aorte, des troncs vasculaires du bassin et de l'artère épigastrique, les borborygmes intestinaux et les bruits du cœur de la mère transmis parfois jusqu'à la région hypogastrique, tous bruits accessoires qu'il faut apprendre à distinguer du premier. Les bruits fœtaux sont le *choc fœtal*, le *souffle fœtal* et les *bruits du cœur du fœtus*. Enfin une troisième catégorie de bruits comprend le *craquement utérin* attribué au décollement du placenta et le *bruit de fermentation* décrit par Stolz dans des cas de décomposition des eaux de l'amnios et que nous nous contenterons d'indiquer, car aucun autre auteur ne paraît l'avoir retrouvé.

1. Souffle utérin [1]

Ce bruit, appelé aussi, mais à tort, bruit ou souffle *placentaire*, se présente généralement sous forme d'un souffle légèrement ondulant, et intermittent, c'est-à-dire séparé par un intervalle très court du bruit suivant : cet intervalle peut disparaître entièrement et le souffle devenir continu, sans que cette modification coïncide nécessairement avec l'accélération de la circulation maternelle. Ses caractères fondamentaux consistent en

---

(1) Depaul. *Dict. encyclopédique des Sciences médicales*, AUSCULTATION OBSTÉTRICALE, t. VII, 1re partie.

ce qu'il est complètement dépourvu d'une impulsion et d'un choc quelconques et d'autre part en ce qu'il *est exactement isochrone aux pulsations de la femme* dont il suit les variations.

Époque d'apparition. — Le souffle utérin apparaît d'ordinaire au quatrième mois de la grossesse, cependant Depaul dit l'avoir entendu à la fin de la dixième semaine et à plus forte raison au bout du troisième mois. On pourrait même par l'auscultation vaginale[1], le percevoir plus tôt : Routh[2], de Londres, l'aurait constaté dans un cas dès la sixième semaine et Verardini[3], de Bologne, aurait reconnu à plusieurs reprises par ce moyen, des grossesses de deux à trois mois. Quoi qu'il en soit, le souffle est plus marqué à mesure que la grossesse s'avance, jusqu'au septième mois, où il reste stationnaire.

Pendant le travail, le souffle persiste dans l'intervalle des contractions : au début de celles-ci il est d'abord plus fort et plus retentissant, puis à mesure que la contraction augmente il s'atténue et disparaît pour se montrer de nouveau dès que

---

(1) Cette méthode imaginée par Nauche a pour but d'ausculter directement le col utérin; elle a été accusée d'avoir plusieurs fois déterminé l'avortement.

(2) Cité par Barth et Roger.

(3) *Recherches sur les causes du souffle utéro-placentaire*, trad. par van der Bosch, de Liège, 1878.

le muscle se relâche et que la contraction est terminée.

Enfin contrairement à l'opinion de Laënnec qui admettait que le souffle cesse à l'instant où on coupe le cordon, P. Dubois a réussi quelquefois à entendre le souffle, même après l'expulsion du placenta.

Plus récemment, M. Bailly[1] a trouvé que le souffle persiste neuf fois sur dix, après la délivrance et que sa durée moyenne est de deux à trois jours; exceptionnellement elle s'est prolongée jusqu'au sixième jour.

Il est nécessaire d'ajouter que, chez quelques femmes, le souffle fait défaut à toutes les périodes de la grossesse, soit qu'il manque réellement, soit qu'il soit trop faible pour être perçu. D'ailleurs il est extrêmement mobile; il apparaît et disparaît brusquement; après qu'on l'a constaté plusieurs fois, il cesse de se faire entendre pour reparaître plus tard, ou bien après l'avoir vainement cherché à plusieurs reprises, on finit par le retrouver à un nouvel examen. Nous verrons tout à l'heure la cause de ces diverses modalités.

Siège. — Le souffle utérin n'a pas de siège exclusif; on peut l'entendre sur tous les points de

____

(1) *Archiv. de tocologie*, août 1874.

l'utérus; rarement vers le fond de l'organe, plus souvent sur les parties latérales et inférieures, près des arcades crurales, tantôt des deux côtés à la fois, tantôt d'un seul et dans ce dernier cas, généralement du côté gauche (Nægele). Il n'est pas rare d'ailleurs de le voir se déplacer brusquement et se porter tout à coup d'une partie de l'abdomen vers la région opposée.

Dans la première partie de la grossesse, on le perçoit d'ordinaire sur la ligne médiane, un peu au-dessus des pubis.

Intensité. — Comme nous l'avons dit, le souffle utérin est plus intense à mesure que la grossesse se développe; il paraît également plus marqué chez les multipares. Il suit les variations de la circulation maternelle : Depaul l'a vu s'affaiblir et disparaître dans la syncope. La pression du stéthoscope l'atténue et peut même le faire disparaître : il en est de même des mouvements du fœtus, qui agissent également par la compression qu'ils exercent de dedans en dehors, sur la paroi utérine.

Diagnostic différentiel. — Nous ne citerons que pour mémoire la transmission des bruits respiratoires de la mère, les bruits intestinaux et ceux qui résultent des mouvements du fœtus :

l'expérience apprend à les distinguer aisément du souffle utérin.

Le retentissement à distance des bruits anormaux du cœur maternel se reconnaît en auscultant progressivement de bas en haut jusqu'à la région précordiale où ces souffles offriront nécessairement leur maximum d'intensité.

Le souffle ombilical et les souffles cardiaques du fœtus sont synchrones à la circulation fœtale qui est accélérée, tandis que le souffle utérin coïncide exactement avec le pouls radial de la femme.

Enfin l'existence de pulsations concomitantes, distingue les souffles dus à l'anémie gravidique et à la compression de l'aorte ou des artères iliaques par une tumeur du bassin ou un déplacement de l'utérus : ici d'ailleurs la disparition du souffle sous l'influence de la décompression des vaisseaux par les changements de position du malade exclurait évidemment l'idée du souffle utérin.

Causes du souffle utérin[1]. — De nombreuses théories ont été invoquées pour expliquer la production du souffle utérin; nous ne citerons que les principales.

Les uns (Kergaradec, Monod, Hohl, Gaulard)

______

(1) A. Hergott. *Leçons orales.*

ont localisé le souffle maternel dans le placenta : cette théorie ne tient pas devant ce fait, que le souffle persiste non seulement après l'expulsion du fœtus, mais aussi après la délivrance. D'ailleurs ce souffle a été entendu parfois en dehors de la grossesse (Carrière).

Pour d'autres (Bouillaud), le souffle prendrait naissance dans les gros troncs artériels du bassin, aorte, artères iliaques, comprimées par l'utérus gravide : mais d'abord le souffle peut être entendu au deuxième et au troisième mois de la grossesse, alors que l'utérus n'a pas encore acquis un grand développement ; il n'est souvent perceptible que d'un côté ; il continue à se faire entendre dans la position génu-pectorale, bien que ces vaisseaux ne soient plus comprimés ; enfin, l'hypothèse d'une compression des artères iliaques par l'utérus gravide est difficilement conciliable avec la mobilité du souffle et surtout avec ce fait qu'il ne s'entend pas exclusivement sur les parties latérales de l'abdomen, mais aussi parfois vers le fond de l'utérus.

M. Glénard[1] a défendu après Kiwisch l'opinion que le souffle prendrait naissance dans l'artère épigastrique qui serait comprimée contre

____

(1) *Arch. de tocologie*, mars et août 1876.

l'utérus par le stéthoscope. Mais alors le souffle devrait toujours être perçu et, de plus, M. Tarnier a fait observer qu'en voulant comprimer l'artère épigastrique, on s'exposait à comprimer involontairement le tronc d'une des artères utérines qui existent dans cette région. Dans un second mémoire, Glénard, abandonnant sa première idée, localise le souffle dans une artère qu'il nomme *artère puerpérale* et qui est couchée sur l'utérus dans le sillon d'insertion du ligament large. Le souffle serait produit par la compression de ce tronc, soit par l'utérus, soit par le stéthoscope. C'est en somme, comme l'observent Tarnier et Chantreuil, une variante de la théorie utérine.

On admet généralement aujourd'hui que le souffle prend naissance dans le tissu utérin. Dubois compare l'état de celui-ci pendant la grossesse à un anévrisme artérioso-veineux ; il existerait là un double courant sanguin animé d'une vitesse différente et capable de déterminer un souffle. Depaul explique le souffle d'une façon différente : à l'endroit où les artères pénètrent dans le tissu utérin, nous les voyons se dilater et offrir d'une façon permanente, une capacité qui paraît trop grande pour le sang qu'elles auront à recevoir ; il y a donc entre le tronc principal et ses divisions, une différence de calibre, capable

d'engendrer un souffle au moment où le sang
passe de la partie étroite dans la portion dilatée,
ainsi que nous l'avons vu pour les souffles vasculaires. Cette disposition, qui n'existe pas normalement sur les autres points de l'organe, peut
cependant s'y produire sous l'influence de causes
passagères, telles principalement, que la compression exercée de dedans en dehors par l'ovoïde fœtal. Cette manière de voir, qui rend compte des
diverses modalités du souffle, est confirmée par
ce fait, que celles-ci sont presque toujours accom-
pagnées de déformations momentanées du globe
utérin, indice d'un déplacement subi par le fœtus.

2. Bruits de choc fœtal

Si on ausculte la matrice pendant que le fœtus
exécute des mouvements, on entend tantôt un
bruit de choc comparable à celui qu'on obtient en
frappant avec le doigt une étoffe tendue, et déterminé par la percussion exercée par les extrémités
du fœtus contre les parois de l'organe qui le renferme, tantôt un bruit de frôlement ou de frottement causé par le déplacement en masse ou
partiel du fœtus.

On peut constater ces bruits dès le troisième
mois de la grossesse, ils se présentent alors sous

forme d'un choc brusque et court, dû à un mouvement en totalité de l'enfant, qui vient heurter un
des points de la surface utérine. Leur fréquence
est très variable, tantôt ils se répètent plusieurs
fois de suite, d'autres fois ils sont séparés par de
longs intervalles ; mais on peut presque toujours
les provoquer par une pression exercée sur l'utérus avec les mains ou avec le stéthoscope.

A une époque plus avancée de la grossesse, les
chocs fœtaux se localisent en général, vers le fond
de l'utérus : tantôt c'est un choc brusque plus fort
et plus sourd que le précédent, tantôt c'est une
sensation de frottement étendue à une large surface, se reproduisant un certain nombre de fois
pour disparaître pendant un temps plus ou moins
long et déterminé par des mouvements de rota-
tion du fœtus sur son axe.

Enfin, dans les derniers temps de la grossesse,
la tête exécute parfois des mouvements de rota-
tion qui déterminent un bruit de frottement beaucoup plus limité que le précédent. Depaul l'a
constaté au début du travail, quand le crâne commence à s'engager dans le détroit abdominal et
il lui est arrivé de pouvoir même l'apprécier avec
le doigt.

3. Bruits du cœur fœtal

Les bruits du cœur fœtal peuvent être comparés au tic tac d'une montre enveloppée d'un linge et placée à une certaine distance de l'oreille.

Plus simplement, ils se composent de deux bruits distincts, qui reproduisent, la fréquence à part, le rythme connu des battements du cœur chez l'enfant et chez l'adulte, à savoir : un premier bruit assez fort, un petit silence, puis le deuxième bruit plus faible, parfois à peine perceptible, enfin . le grand silence qui sépare le double bruit de la pulsation suivante.

Epoque d'apparition. — On admet généralement que les battements fœtaux commencent à être perçus au bout de quatre mois et demi ; mais Depaul a rassemblé un certain nombre de faits qui prouvent qu'on peut les percevoir beaucoup plus tôt, à trois mois et demi et même à trois mois. Tarnier et Chantreuil ont vérifié l'exactitude de cette dernière observation.

Quelle que soit d'ailleurs la date de leur apparition, ils font très rarement défaut : sur 906 femmes, Depaul ne les a vus manquer que 8 fois.

Intensité. — Elle varie avec les sujets, en d'autres termes, avec la force de l'organe qui les produit; elle augmente à mesure que le fœtus avance en âge; cependant elle reste à peu près stationnaire pendant le dernier mois.

Les battements fœtaux sont évidemment plus intenses quand on ausculte une région plus rapprochée du cœur du fœtus; ils sont soumis d'ailleurs à l'influence de toutes les circonstances capables de faciliter ou d'entraver leur transmission, telles que l'épaisseur des parois abdominales et utérines, la quantité du liquide amniotique, les positions diverses du fœtus. Pendant le travail, ils diminuent et disparaissent même, au moment des fortes contractions.

Siège. — Les bruits du cœur du fœtus peuvent s'entendre sur une surface assez considérable, quelquefois même sur toute la partie antérieure de l'utérus; mais il existe un point où ils se perçoivent avec leur maximum d'intensité et qui varie avec la présentation et la position du fœtus. Ce foyer, qui est double dans les cas de grossesse gémellaire, existe généralement au-dessus des régions inguinales et surtout à gauche (O. I. G.A.) sur le trajet d'une ligne qui unit l'ombilic à l'épine iliaque antérieure et inférieure, du moins dans les trois derniers mois de la grossesse.

Fréquence. — Le nombre des battements fœtaux varie à l'état normal, dans les limites extrêmes de 120 à 160 par minute ; la moyenne est d'environ 140 (Depaul), 135 (Nægelé). Cette fréquence demeure à peu près la même pendant toute la durée de la gestation. Pendant le travail, les battements se ralentissent quand les contractions utérines sont énergiques : au début de la contraction, survient une accélération de courte durée, à laquelle succède bientôt un ralentissement très variable, mais qui, dans les conditions normales, ne fait jamais descendre les pulsations au-dessous de 100. A peine la tension de l'utérus commence-t-elle à céder, que le nombre des pulsations augmente et, quelques secondes après que la contraction a complètement disparu, le cœur fœtal a repris son rythme ordinaire après avoir offert encore, pendant un instant très court, une fréquence un peu plus grande. Ces changements reviennent à chaque douleur jusqu'à ce qu'enfin l'enfant étant expulsé, on puisse constater que la circulation a repris sa régularité habituelle (Depaul[1]).

(1) *Loc. cit.*, p. 316.

13.

Les mouvements passifs du fœtus accélèrent momentanément les pulsations fœtales ; il en est de même de l'élévation de la température maternelle. Nous étudierons plus loin la valeur séméiologique et pronostique des altérations du rythme des doubles battements fœtaux.

Diagnostic différentiel. — Dans l'immense majorité des cas, les bruits du cœur fœtal sont aisés à reconnaître. Cependant, la transmission des battements du cœur de la mère, jusque dans la région hypogastrique, peut entraîner de graves méprises, quand la circulation maternelle est considérablement accélérée. L'erreur se dissipera bientôt, si l'on constate l'isochronisme parfait du pouls radial de la femme avec les pulsations abdominales et l'intensité croissante des battements, à mesure qu'on se rapproche de la région précordiale de la mère ; si ces bruits dépendaient du fœtus, on trouverait, au contraire leur maximum, sur l'un des points du globe utérin.

Tarnier et Chantreuil signalent une autre cause d'erreur : sous l'influence d'une émotion vive, ou d'une fatigue quelconque, les artères de l'oreille de la personne qui ausculte, battent assez fort et assez vite pour produire contre le stéthoscope un bruit que l'on pourrait confondre avec les battements cardiaques du fœtus. Il suffit, dans ce cas, que l'observateur compare la fréquence du bruit entendu avec celle des pulsations de sa propre artère radiale, pour reconnaître immédiatement la cause des bruits ainsi perçus.

4. Bruit de souffle fœtal

Kennedy, le premier, a fait mention de ce phénomène qu'il désignait sous le nom de souffle ombilical et qu'il attribuait à une compression du cordon et au passage du sang à travers le rétrécissement artériel ainsi produit. Ces recherches ont été confirmées par Nægele, qui a étudié les différentes conditions dans lesquelles le souffle se produit et les dispositions du cordon qui lui donnent naissance. Dubois, au contraire, rapporta ce bruit au cœur du fœtus, et Depaul, après s'être rangé d'abord à cette opinion, modifia bientôt sa manière de voir et admit que « si un souffle peut se joindre à l'un des bruits qui résultent de la contraction du cœur du fœtus, il est incontestable que, plus souvent encore, il a son point de départ dans le cordon ombilical ».

Il existe, en effet[1], un souffle cardiaque et un souffle funiculaire ou ombilical. Tous deux sont

(1) Tarnier et Chantreuil. *Loc. cit.*

simples ou doubles, mais toujours isochrones aux battements du cœur fœtal.

Le premier est persistant et s'entend même après la naissance de l'enfant ; il a son maximum au niveau du cœur fœtal, diminuant d'intensité à mesure qu'on s'en éloigne, il est dû à des lésions d'orifices du cœur du fœtus.

Le souffle ombilical est, au contraire, *souvent* fugace et passager ; son maximum d'intensité est éloigné du foyer des bruits du cœur fœtal. On l'attribue ordinairement à un rétrécissement des vaisseaux du cordon, soit par l'enroulement de celui-ci autour du cou, du tronc, ou des membres du fœtus, soit par sa compression entre le dos de l'enfant et la paroi utérine. Dans les cas où le souffle est *permanent*, M. Pinard [1] a proposé une autre explication : On sait que Hyrtl et Berger ont constaté que les deux artères et les veines ombilicales sont pourvues de valvules constituées par toute l'épaisseur des parois, repliées à l'intérieur du vaisseau. Ces valvules pourraient, dans certains cas, se développer d'une façon anormale et oblitérer plus de la moitié de la lumière du vaisseau, de façon à déterminer un souffle sans qu'il y ait compression du cordon.

(1) *Soc. de biologie*, 4 mars 1876.

5. BRUIT DE CRAQUEMENT UTÉRIN

Ce bruit, qui a été décrit en 1852 par Caillaut[1], consiste en une série de craquements rappelant de loin le râle crépitant sec et dus au décollement du placenta et à la rupture spontanée des nombreux vaisseaux qui l'attachent à l'utérus. Depaul déclare n'avoir jamais constaté ce phénomène, et il ajoute qu'en admettant même qu'une femme qui vient d'accoucher, accepte de se laisser ausculter la région utérine avec le stéthoscope, ce qui est douteux, la constatation d'un bruit accompagnant le décollement du placenta ne saurait avoir, en tout cas, qu'une importance secondaire.

II. — Applications cliniques.

Quelle est la valeur séméiologique des symptômes que nous venons d'étudier ? Telle est la question qui nous reste à examiner. Nous aurons à considérer d'abord l'utilité de l'auscultation au point de vue du diagnostic de la grossesse simple et des grossesses gémellaires, et nous verrons ensuite quels renseignements nous pouvons en tirer

(1) Thèse de Paris, 1852.

au point de vue de la détermination des présentations et positions du fœtus, de son sexe, de son état de vie, de santé, ou de mort, pendant la grossesse et durant le travail de l'accouchement.

1° Application de l'auscultation au diagnostic de la grossesse

Le *souffle utérin* est-il un signe certain de grossesse? Incontestablement non. D'abord, le souffle utérin n'existe pas toujours, et, par conséquent, son absence ne saurait exclure nécessairement l'existence d'une grossesse. D'autre part, le souffle ayant été constaté par de nombreux observateurs dans des cas de tumeurs utérines ou ovariques, en dehors de toute gestation, on ne peut, d'après ce seul signe, affirmer qu'une femme est enceinte. « Ou bien, dit Depaul, le souffle est le phénomène prédominant qui puisse faire croire à la grossesse, d'autres signes tendant à la faire exclure, et alors l'existence du souffle ne doit avoir aucune influence sur le jugement qui doit intervenir; ou bien, au contraire, l'ensemble des phénomènes concomitants fait croire à la grossesse, et le souffle alors, s'il existe, tout en donnant beaucoup de poids aux autres symptômes qui ont été observés, devient lui-même plus concluant par sa coïncidence avec eux. » Le souffle est donc un signe de *présomption, non de certitude.*

Il n'en est pas de même des pulsations fœtales, qui constituent au contraire le *signe de certitude par excellence de la grossesse :* quand ce signe existe, on peut affirmer que la femme est enceinte et que l'enfant est vivant; malheureusement quand celui-ci est mort, les battements font défaut et le diagnostic devient infiniment plus difficile. La constatation des battements est surtout très importante, parce qu'elle constitue un signe relativement *précoce* de la grossesse : nous avons vu, en effet, que les bruits du cœur du fœtus peuvent s'entendre dès le quatrième mois et quelquefois même plus tôt, c'est-à-dire à une époque où on ne trouve encore que des signes de probabilité ; ce fait suffit à leur attribuer une valeur clinique prépondérante.

Les bruits de choc fœtal constituent un signe de grande valeur au point de vue de l'existence de la grossesse et de la vie du fœtus et dont l'avantage est d'apparaître souvent dès la fin du troisième mois, avant que les battements fœtaux soient encore généralement perceptibles.

Quant au souffle fœtal, il a la même valeur clinique que les bruits du cœur du fœtus; il indique comme eux qu'il existe un fœtus et que ce fœtus est vivant.

2° De l'auscultation dans le diagnostic des grossesses multiples

Certains auteurs ont pensé qu'il serait possible de reconnaître à l'aide du souffle si la grossesse est double : le bruit serait dans ces cas ou plus étendu et perceptible sur une surface plus large que dans la grossesse simple, ou bien il s'entendrait distinctement en deux endroits séparés. Mais, en général, dans les grossesses gémellaires il n'y a généralement qu'une seule masse placentaire ; d'ailleurs sur un très grand nombre de femmes grosses de deux enfants, Depaul n'a jamais rien trouvé qui fût différent de ce qu'on observe dans les grossesses simples.

Il n'existe[1] qu'un signe d'*auscultation* certain de la grossesse gémellaire, c'est la perception distincte du bruit des cœurs de deux fœtus quand on les entend en deux points isolés de la matrice, séparés par un intervalle dans lequel on ne constate aucun bruit, surtout quand les battements des deux cœurs n'ont pas la même fréquence. Les diffé-

---

(1) Nægele et Grênzer. *Traité pratique de l'art des accou-chements*, p. 117. Paris, 1880.

rences observées n'ont jamais été au-dessous de
six ou huit pulsations et elle s'est élevée, dans
certains cas, à quinze ou seize (Depaul). Dans un
fait publié par Nægele fils, cet auteur a pu
reconnaître, à l'aide de l'auscultation, la présence
simultanée de trois fœtus dans la cavité utérine.

3° DE L'AUSCULTATION DANS LE DIAGNOSTIC DES GROSSESSES EXTRA-UTÉRINES

Si l'on voyait, disent Barth et Roger [1], se développer dans la partie inférieure de la cavité abdominale une tumeur graduellement croissante dont
la formation aurait coïncidé avec la suppression
des menstrues chez une femme jeune encore et
habituellement bien réglée, si d'autre part on
constatait par le toucher que la matrice est de
petit volume, ou en tout cas que sa portion accessible n'est pas développée proportionnellement à
la tumeur abdominale, que de plus les mouvements imprimés à l'utérus par le doigt placé dans
le vagin ne sont pas immédiatement transmis à
la tumeur de l'abdomen, il y aurait quelques pro-
babilités pour l'existence d'une grossesse extra-
utérine... Mais si dans ces circonstances, on venait
à percevoir un double bruit tout à fait indépen-
dant de la circulation de la mère, l'existence

d'une grossesse extra-utérine serait indubitable.
Malheureusement, le dénouement des grossesses
extra-utérines a lieu généralement à une époque
trop rapprochée du début pour que les doubles
battements fœtaux puissent être perçus.

4° APPLICATION DE L'AUSCULTATION AU DIAGNOSTIC DU SEXE DU FŒTUS

Comme le fait remarquer Dauzats [1], cette
recherche n'a pas pour but de satisfaire seulement
une curiosité d'ailleurs assez légitime, mais dans
beaucoup de circonstances, notamment dans les
cas de rétrécissements du bassin, il peut y avoir
avantage à connaître à l'avance le sexe du fœtus :
la tête des garçons étant généralement plus
volumineuse que celle des filles, circonstance
capable d'exercer une grande influence sur les
résultats du travail. Frankenhauser [2], le premier,
avança que le cœur du fœtus mâle bat plus len-
tement que celui du fœtus femelle et qu'il est
possible, par là, d'arriver à la prédiction du sexe,
bien avant l'époque de l'accouchement. Depuis,
de nombreux mémoires ont été publiés à ce

(1) Thèse de Paris, 1879.
(2) *Monat für Geburtsk*, t. XIV, 1859; *Analyse in Gaz.
hebdom.*, fév. 1860.

sujet, sans qu'on ait pu se mettre d'accord sur la réalité du fait. Dauzats explique ces divergences par la variabilité du nombre des battements fœtaux pendant la durée de la grossesse et la nécessité que tous les auteurs n'ont pas comprise, de les compter à plusieurs reprises et à des intervalles différents, afin d'en prendre la moyenne, et en outre par les procédés défectueux dont certains observateurs se sont servis dans leurs recherches, notamment de prendre pour base la fréquence moyenne des doubles battements calculée séparément pour les filles et pour les garçons, fréquence qui, d'après lui, peut varier dans d'assez grandes limites suivant les cas qui servent à la calculer. Une autre cause d'erreur, c'est que la fréquence des battements cardiaques serait inverse du poids de l'enfant, de telle sorte que si le cœur des mâles bat moins vite, cela tiendrait non à leur sexe, mais à leur poids qui est en général supérieur à celui des filles : une grosse fille aurait des pulsations cardiaques moins fréquentes qu'un garçon de petit volume. Dauzats ne s'arrête pas à cette dernière objection : d'après lui, la théorie d'après laquelle le nombre des pulsations serait en rapport inverse avec la grosseur du fœtus est loin d'être confirmée par les faits : c'est souvent le contraire qui a été observé, et le rapport entre le sexe et le nombre des pulsations est plus manifeste et plus constant que celui qui relierait le nombre des pulsations au poids du fœtus. Pour en revenir au diagnostic du sexe, voici ses conclusions :

Un nombre de pulsations supérieur à 145 annonce en général une fille et un nombre inférieur à 135 un garçon. Entre 135 et 145 pulsations, le diagnostic est impossible ; dans les autres cas on a sept chances sur dix de prédire à l'avance le sexe de l'enfant.

Dans un travail publié deux mois environ avant la thèse dont nous venons de résumer un chapitre, Budin et Chaignot[1] étaient arrivés à des conclusions diamétralement opposées, à savoir « que les accoucheurs doivent cesser de compter sur ce moyen de diagnostic du sexe ». Mais Dauzats reprenant les chiffres donnés par ces auteurs, montre qu'au-dessous de 135 pulsations, les garçons ont été beaucoup plus nombreux que les filles et qu'au-dessus de 145 pulsations, la théorie de Frankenhauser n'a été confirmée que pour les cas où l'auscultation a été pratiquée à plusieurs reprises. Les objections soulevées par ces deux auteurs n'en subsistent pas moins ; ainsi d'après

(1) *Soc. de Biologie,* mars 1879, et *Gazette médicale,* 1879.

eux, la femme étant immobile et dans la situation horizontale, on obtient d'une minute à l'autre, sans bouger le stéthoscope, des différences de 15 à 25 pulsations, à tel point qu'on est fort embarrassé pour dire quelle est exactement la moyenne des battements.

5° APPLICATIONS DE L'AUSCULTATION A LA DÉTERMINATION DE L'ÉTAT DU FŒTUS DURANT LA GROSSESSE ET PENDANT LE TRAVAIL DE L'ACCOUCHEMENT.

Le souffle utérin ne fournit aucune indication sur la vie ou la mort du fœtus ; que le fœtus soit malade ou qu'il ait succombé, le souffle persiste et ne subit aucune modification dans son timbre et son intensité.

Les chocs fœtaux sont un signe de grande valeur en ce qu'ils démontrent l'existence dans la cavité utérine d'un fœtus *vivant* ; si après avoir été nettement constatés, ils venaient à s'affaiblir et à disparaître, il y aurait lieu de présumer la mort du produit de la conception.

Ce sont surtout les battements doubles qui servent au diagnostic de la mort et de la souffrance du fœtus. Si on laisse de côté les trois ou quatre premiers mois de la grossesse où les battements du cœur ne peuvent être perçus, on peut dire avec Depaul que le succès de l'examen stéthoscopique constitue la règle et l'insuccès l'exception. En effet sur soixante-sept cas de grossesse arrivée au cinquième mois, où cet auteur avait annoncé la mort du fœtus, trois erreurs seulement ont été constatées. Il va sans dire, qu'on ne conclura du résultat négatif de l'auscultation à la mort du fœtus, qu'après que des investigations successives auront donné la certitude de la disparition des pulsations fœtales.

Quand les battements fœtaux sont réguliers, bien frappés et d'une fréquence normale, on peut affirmer que le fœtus est bien portant.

L'affaiblissement, l'irrégularité des pulsations, la disparition du deuxième bruit (Depaul) indiquent un état morbide du fœtus ; l'accélération exagérée des battements a une importance pronostique moindre que leur ralentissement, ils peuvent s'élever jusqu'à 200 par minute sans que la vie de l'enfant soit sérieusement menacée. Au contraire si, pendant le travail principalement, ils descendent aux environs du chiffre de 100 pulsations par minute et à plus forte raison au-dessous, là mort du fœtus est certaine si on n'intervient pas promptement.

Le souffle funiculaire serait, pour certains auteurs, le signe de *circulaires* capables de mettre en danger la vie de l'enfant. Il résulte des observations de Depaul, de Nægelé, de Carrière, de Frankenhauser, de Winckel[1] que ce souffle est seulement un signe de présomption et non de certitude de circulaires du cordon.

6° APPLICATION DE L'AUSCULTATION AU DIAGNOSTIC DES PRÉSENTATIONS ET POSITIONS DU FŒTUS

De tous les signes d'auscultation, les doubles battements seuls peuvent fournir des indications sur la situation du fœtus dans la cavité utérine.

Depaul leur attribuait une valeur presque absolue et d'après lui, abstraction faite de la présentation de la face qu'il est presque impossible de distinguer de celle du sommet, ce moyen suffirait pour faire reconnaître toutes les présentations, même celles du tronc et toutes les positions du sommet et du siège. Cette opinion est certainement exagérée et il faut bien reconnaître que, quelle que soit en général l'utilité de l'auscultation, elle est ici très inférieure aux autres méthodes d'exploration et particulièrement au palper abdominal.

Le principe du diagnostic des présentations et positions par l'auscultation consiste dans la

(1) Chantreuil. Th. d'agrégation, 1875.

recherche du maximum des bruits cardiaques du fœtus.

Ces bruits ont nécessairement leur plus grande intensité au niveau de la région précordiale, mais celle-ci ne peut être, en général, auscultée directement, étant donné la fréquence de certaines présentations et positions du fœtus. Quelle sera donc la région fœtale la mieux disposée pour transmettre les bruits du cœur ? Depaul avait admis que c'était la colonne vertébrale ; Carrière, Dubois, Jacquemier, Devilliers, pensaient que les bruits du cœur pouvaient être transmis par le dos et les côtés du fœtus, plus récemment, Ribemont [1] a démontré que les parois antérieure et latérale gauches sont mieux situées que la paroi postérieure de la poitrine pour recevoir les bruits émis par le cœur et il a même prouvé que les deux bras croisés sur la poitrine transmettent mieux les bruits du cœur que la colonne vertébrale. Il y a donc dans cette multiplicité des voies de transmission des bruits cardiaques, une première cause d'erreur qui rend très difficile par l'auscultation *seule* le diagnostic en question.

Il est vrai, comme l'observe Cantacuzène [2], que

(1) Th. de Paris, 1878.

(2) *Des foyers d'auscultation en obstétrique*, th. de Paris 1884.

l'intensité des pulsations fœtales est différente, suivant que la région auscultée est plus ou moins distante du cœur. C'est la région précordiale qui transmet le mieux les battements fœtaux, mais lorsqu'elle est inaccessible, d'autres régions peuvent conduire les bruits cardiaques à l'oreille, toutefois avec moins d'intensité et moins d'éclat que la première. Mais qui ne sait combien l'intensité des bruits peut être influencée par des circonstances étrangères telles que l'épaisseur plus ou moins grande des parois abdominales et utérines, l'abondance du liquide amniotique, le volume du fœtus, l'interposition d'anses intestinales, etc... Si donc la double notion du maximum des bruits du cœur et de leur intensité relative peut être utilisée, de concert avec le palper, pour fixer le siège des foyers d'auscultation dans les différentes présentations et positions fœtales, il est douteux que, considérée isolément, elle soit capable de rendre tous les services qu'on s'était cru en droit d'en attendre.

Il y a plus, c'est que les foyers peuvent varier suivant le degré d'engagement des parties. Ainsi presque toujours, dans les présentations du sommet, le maximum se trouve au-dessous d'une ligne horizontale passant par l'ombilic : Est-ce, comme le pensait Depaul, parce que le cœur étant plus rappro-

ché de l'extrémité céphalique que de l'extrémité
pelvienne, le maximum d'intensité doit nécessairement être entendu plus bas dans la présentation du
sommet que dans la présentation du siège ? Non,
car on sait aujourd'hui, d'après les recherches de
Ribemont, que le cœur est au moins aussi rapproché de l'extrémité pelvienne que du vertex.
Le fait résulte simplement de ce que chez les pri-
mipares en particulier, et dans les derniers mois
de la grossesse, le sommet s'engage dans l'excavation pelvienne ; le tronc suit nécessairement et
les battements du cœur se font entendre dans
une région d'autant plus basse que l'engagement
est plus complet. Cela est si vrai que si pour une
cause quelconque, telle qu'un excès de volume de
la tête, un rétrécissement du bassin, etc., l'engagement ne se produit pas, le maximum des battements est élevé et peut être aussi rapproché du
fond de l'utérus que s'il s'agissait d'une présentation du siège ; réciproquement, dans cette dernière présentation, quand la partie fœtale s'engage
sous l'influence des contractions utérines, on peut
constater que le maximum d'intensité se rapproche
du pubis et on le trouve à un certain moment dans
le point où on a l'habitude de le rencontrer, alors
qu'il s'agit d'une présentation du sommet[1]. On

(1) Tarnier et Chantreuil. *Loc. cit.*, p. 511.

peut donc dire que pour les deux présentations précédentes, l'auscultation, *absolument parlant*, n'indique que la plus ou moins grande pénétration pelvienne de l'extrémité de l'ovoïde fœtal[2].

Ces réserves faites, examinons rapidement les principaux foyers d'auscultation dans les présentations et dans quelques positions du fœtus.

Dans les *présentations du sommet* et à condition qu'il y ait engagement, comme nous venons de le dire, le maximum se rencontre en général au-dessous d'une ligne horizontale passant par l'ombilic ou, comme le veulent certains auteurs, par le milieu de la hauteur de l'utérus mesurée du bord supérieur de la symphyse pubienne au fond de l'organe.

Relativement aux positions, l'auscultation est surtout très utile pour distinguer la position gauche antérieure de la droite postérieure; car leurs maxima sont bien distincts : le premier se trouve sur une ligne allant de l'ombilic à l'épine iliaque antéro-supérieure gauche, le second sur une ligne allant de l'ombilic à l'éminence ilio-pectinée droite.

Dans la position occipito-iliaque gauche postérieure gauche, il existerait (Cantacuzène) *deux*

(1) A. Herrgott. *Loc. cit.*

foyers : un premier peu intense (côté gauche du dos ou colonne vertébrale du fœtus), siégeant un peu en arrière de la ligne qui va de l'épine iliaque antérieure et supérieure gauche à l'ombilic, ligne sur laquelle se trouve le foyer d'auscultation dans la position O. I. G. A. ; le second plus intense (plan latéral gauche du fœtus) vers la symphyse sacro-iliaque droite. La connaissance de ces deux foyers est des plus importantes à connaître pour éviter une erreur de diagnostic (grossesse gémellaire). La position occipito-sacrée donnerait lieu, d'après le même auteur, à un foyer intense situé très bas, près de la branche horizontale du pubis.

Les foyers d'auscultation, dans les présentations de la face, ont pour caractères de siéger à peu de distance de la ligne médiane (Pinard) et d'occuper un siège relativement élevé (difficulté de l'engagement de la tête), plus voisin du maximum des présentations du siège que du foyer ordinaire des présentations céphaliques.

A engagement égal, les présentations du siège ont des foyers d'auscultation, qui sont toujours situés plus haut que ceux des présentations du sommet. La position sacro-iliaque gauche postérieure est la seule position du siège où le foyer soit situé à gauche de la ligne médiane ; dans toutes les autres, il siège du côté droit (Canta-cuzène).

Enfin les foyers d'auscultation dans les présen-tations du tronc sont caractérisées par leur siège sur la ligne médiane, leur situation assez basse entre la symphyse et l'ombilic, leur intensité différente, suivant qu'on a affaire à telle ou telle position. Cependant on a rarement occasion d'ob-server ici des bruits éclatants, parce que les posi-tions dorso-postérieures où cette particularité se rencontre sont extrêmement rares. Malgré ces caractères, Tarnier et Chantreuil ne craignent pas de dire que les présentations du tronc seraient presque toujours méconnues si l'on était réduit à la seule auscultation.

CHAPITRE VI

AUSCULTATION DE LA TÊTE

Étudiée d'abord par Fisher, de Boston [1], puis par Whistney [2] et Hennig [3], elle a fait l'objet d'un mémoire important dû à H. Roger [4] qui a cherché à en déterminer la valeur séméiologique réelle.

D'après cet auteur, l'auscultation de la tête permet d'entendre les bruits respiratoires, les vibrations de la voix, les bruits de déglutition et de succion chez les nouveau-nés, les bruits normaux et parfois même les souffles du cœur. Jusque-là, il ne s'agit que de phénomènes de transmission, mais par contre, chez les jeunes enfants, on peut percevoir un bruit de souffle systolique très doux, qui a son maximum au niveau de la grande fontanelle avant son occlusion. Ce souffle, presque toujours intermittent, rarement

(1) *American journal of medical science*, août 1838.
(2) *Id.*, 1843.
(3) *Archiv für physiol. Heilkunde*, août 1856.
(4) *Mémoires de l'Académie de médecine*, t. XXIV, 1860.

continu, avec renforcement, a été rencontré quelquefois chez des enfants bien portants ; Roger l'a observé généralement dans des anémies de causes diverses parmi lesquelles le rachitisme, ainsi que Rilliet et Barthez, l'avaient déjà indiqué.

Dans un travail plus récent, W. Osler [1] admet, au contraire, que le souffle céphalique chez l'enfant n'est pas un phénomène pathologique, mais qu'on le rencontre à l'état de santé et à l'état de maladie et qu'il n'est en rapport avec aucune affection particulière ; il l'a noté en effet chez des sujets atteints, une fois d'hydrocéphalie chronique, une fois de catarrhe intestinal chronique sans rachitisme et chez sept ou huit enfants ayant toutes les apparences de la santé. D'autre part, ce souffle a fait défaut dans deux cas de méningite tuberculeuse, dans plusieurs cas de rachitisme et dans un cas d'hydrocéphalie chronique.

La cause de ce bruit de souffle nous est inconnue et, d'ailleurs, son importance, comme on le voit, est nulle au point de vue du diagnostic.

Si l'on en croit M. Raymond Tripier [2], il en serait autrement du *souffle céphalique de l'adulte*. L'auteur l'a constaté dans un cas d'anémie par métrorragies, plusieurs cas de chlorose, un cas

(1) *On the Boston med. chir. Journal,* july 1880.
(2) *Revue de médecine,* nᵒˢ de février et de mars 1881.

d'anémie cachectique, un cas de tumeur intra-
cranienne et un cas d'hydrocéphalie. Le souffle
observé est un souffle systolique profond, qu'on
entend sur tout le crâne, mais principalement sur
les parties latérales au niveau des tempes, surtout à droite, et qui ne paraît pas modifié par
les changements de position de la tête et du
tronc. Ce souffle n'est pas produit par la transmission d'un souffle systolique du cœur ni d'un
souffle ayant pris naissance dans les artères ou les
veines du cou; on arrive par exclusion à le placer
dans la portion terminale de la carotide interne,
au niveau du point où elle pénètre dans la cavité
cranienne; il existait en effet, dans un cas, une
petite tumeur située contre l'artère à ce niveau.
Comme dans tous les exemples d'anémie et de
cachexie, il existait en même temps un souffle cardiaque systolique qui faisait, au contraire, défaut
dans le fait précédent; l'existence d'un souffle
céphalique sans anémie et sans souffle à la base du
cœur pourrait faire songer à la possibilité de la
compression de la carotide interne au niveau de
sa portion terminale lorsqu'il n'existera aucun
trouble au niveau de l'orbite.

Dans un second mémoire [1] sur la même ques-

____

(1) *Revue de médecine*, etc., p. 785.

tion, M. Tripier recommande l'auscultation médiate et immédiate des régions orbitaires comme permettant d'entendre le souffle céphalique avec son maximum d'intensité, mais les faits connus actuellement ne semblent pas suffisamment constants et caractéristiques pour que la recherche du souffle céphalique puisse être réellement utile « au diagnostic, au pronostic et au traitement des maladies dans lesquelles on le rencontre ».

TABLE DES MATIÈRES

CONSIDÉRATIONS GÉNÉRALES

SUR

LA PERCUSSION ET L'AUSCULTATION

PREMIÈRE PARTIE
PERCUSSION

THÉORIE DE LA PERCUSSION

CLINIQUE DE LA PERCUSSION

CHAPITRE II. — PERCUSSION DU CŒUR ET DES GROS VAISSEAUX   65

CHAPITRE III. — PERCUSSION DE L'ABDOMEN   78

DEUXIÈME PARTIE

AUSCULTATION

www.ingramcontent.com/pod-product-compliance
Ingram Content Group UK Ltd.
Pitfield, Milton Keynes, MK11 3LW, UK
UKHW021920070726
13614UKWH00001B/141